女性のための
健康ダイエット支援法

安全で効果的なダイエット方法を追求して

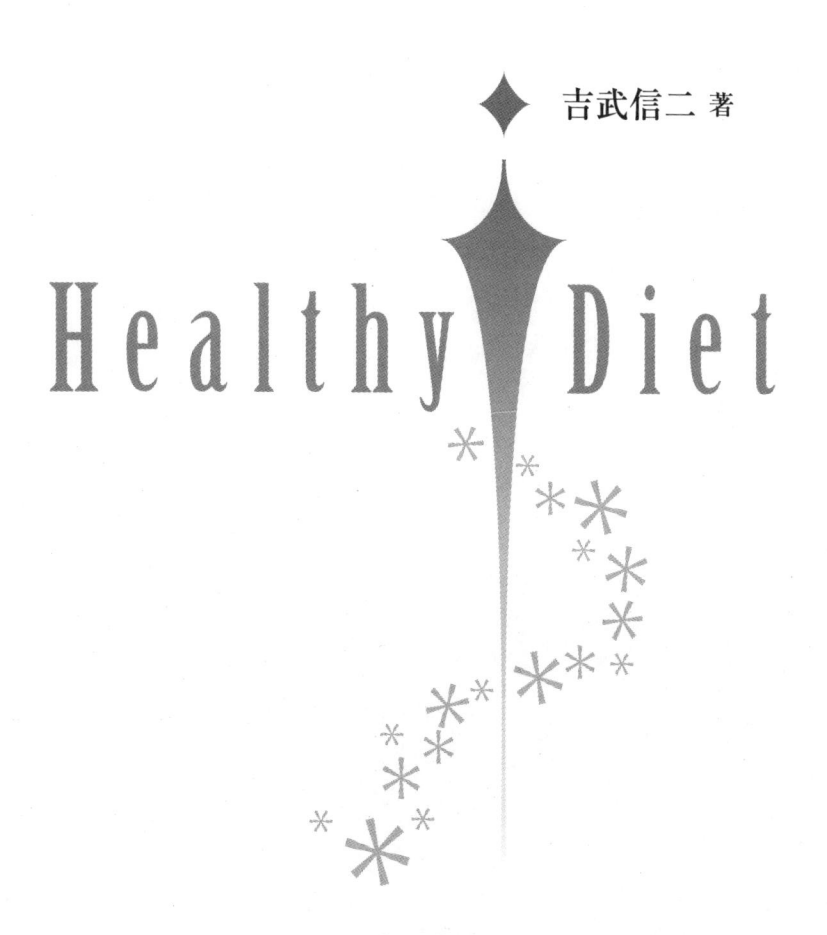

◆ 吉武信二 著

Healthy Diet

大学教育出版

はしがき

　本書は、「女性の健康」を主たるテーマとし、健康科学の立場から人間の福祉に貢献することをめざして、それに関連する複数の研究をまとめたものである。特に近年は、肥満をはじめとする生活習慣病が引き起こす健康問題と同時に、その肥満を予防・改善することを極端に受けとめて、身体に深刻なダメージを与えてしまうような誤ったダイエットが流行するという、いわば反対の面における健康問題も深刻化し、これらの問題はもはや社会問題といってよい状況であろう。

　どのような社会問題でも、国や自治体を中心とした社会政策の充実が重要であることは言うまでもないが、同時に社会の構成員である人間の方も、問題に対して意識を改革していく必要があると思われる。なぜなら人間と社会は交互に作用し合い、影響を及ぼし合っていると考えられるからである。例えば、ダイエットの方法や健康のあるべき姿を正しく理解する人が増えていけば、たとえ誤った情報が社会によって提供されたとしても、それに惑わされることなく健康を維持する人が増えるであろう。その結果、誤った情報は淘汰されていき、人々にとって本当に必要な情報だけが提供されるようになると思われる。そうなれば、今度は社会が人間に有益な情報を提供する機能が高まり、望ましい社会と人間の関係が構築されていくことが期待できる。特に「健康」という問題を扱う場合、その評価は個人的な価値観に大きな差があるため、個別の支援が重要であると考えられる。

　この点で、本書は社会よりも人間の方にやや重点をおいており、めざすところは人々の健康、そしてその結果期待できるであろう人々の幸福を個別に支援することである。内容的には多くの人々の調査から得られたデータを基にしながら主に健康科学的な側面から考察を加え、個人的な活用方法について、種々の提案を試みている点が特徴的と思われる。この提案について、多くの人に検

討して頂き、個別に有効な活用法を生み出してもらえることを期待したい。
　(本書は、関西学院大学審査博士学位論文「女性の健康ダイエット支援法の開発—ダイエット行動評価・身体組成標準値・SF36の活用—」を基に、加筆修正したものである。)

女性のための健康ダイエット支援法
―安全で効果的なダイエット方法を追求して―

目　次

はしがき ……………………………………………………………………… i

第1章　女性のための健康ダイエット ……………………………… 1
第1節　健康ダイエットの背景と支援の必要性　1
第2節　健康ダイエットに関するこれまでの研究　5
（1）肥満に対する認識に関する研究　5
（2）体脂肪率測定法に関する研究　12
（3）生活習慣と体脂肪率の関連に関する研究　15
（4）健康と福祉に関する研究　29
第3節　健康ダイエットの開発における課題　32
（1）現状の問題に関する調査と加えておくべき知見　32
（2）新たに必要になると思われる知見　34
（3）効果的な健康ダイエットプログラムの内容検討と検証　35
第4節　健康ダイエットの意義と期待できる成果および仮説　36
（1）健康ダイエットの意義と期待できる成果　36
（2）健康ダイエットの支援に関する仮説　38
第5節　本書で用いた用語の定義　39

第2章　青年期女性における自己体型認識と体脂肪率 ……………… 40
第1節　青年期女性の特徴と社会的背景　40
第2節　青年期女性の体型認識調査と体脂肪率測定　42
（1）対象の身体的特性　42
（2）自己体型認識　43
（3）体重および体脂肪率に対する調整意識　44
（4）希望体重と希望体脂肪率　45
第3節　青年期女性の自己体型認識と体脂肪率の関係　46
第4節　まとめ　48

目　次　v

第3章　青年期女性における運動環境と身体組成 ……………………… 50
 第1節　青年期女性の運動と発育発達　*50*
 第2節　青年期女性の運動環境の調査と周囲径および体脂肪率測定　*52*
  （1）　対象の身体的特性　*52*
  （2）　身体および健康への関心度による比較　*53*
  （3）　運動経歴による比較　*53*
  （4）　身体組成および身体周囲径の比較　*56*
 第3節　青年期女性における運動環境と身体組成の関係　*56*
 第4節　まとめ　*63*

第4章　成人女性における健康的な体脂肪率 ……………………………… 65
 第1節　成人女性の健康と体脂肪率　*65*
 第2節　成人女性の主観的健康度と体脂肪率　*67*
  （1）　健康状態評価と体脂肪率の関係　*69*
  （2）　身体的健康度と体脂肪率の関係　*69*
 第3節　成人女性の目標となる健康体脂肪率　*73*
 第4節　まとめ　*75*

第5章　女性の身体組成における分節的評価 ……………………………… 77
 第1節　身体組成評価の概要　*77*
 第2節　身体組成における分節標準値の算出　*79*
 第3節　身体組成分節標準値の傾向　*86*
 第4節　身体組成分節標準値の活用　*87*
 第5節　まとめ　*88*

第6章　健康ダイエットにおける自己評価法「自己採点式ダイエット」…… 92
 第1節　自己採点による行動評価「自己採点式ダイエット」　*92*
 第2節　「自己採点式ダイエット」の項目と内容　*94*

第3節　「自己採点式ダイエット」の特徴と実施上の注意　*108*
　　　第4節　「自己採点式ダイエット」の効果　*111*
　　　　（1）　全体の傾向　*112*
　　　　（2）　分節的評価　*113*
　　　第5節　「自己採点式ダイエット」の体験・実施した感想　*118*
　　　　（1）　測定実施者の感想　*119*
　　　　（2）　講義受講者の感想　*120*
　　　第6節　まとめ　*126*

第7章　総括 …………………………………………………………… *129*
　　　第1節　本書の要旨　*129*
　　　第2節　本書の限界　*133*
　　　第3節　今後の検討課題　*134*

参考文献 ………………………………………………………………… *135*

あとがき ………………………………………………………………… *140*

女性のための健康ダイエット支援法
―安全で効果的なダイエット方法を追求して―

第1章

女性のための健康ダイエット

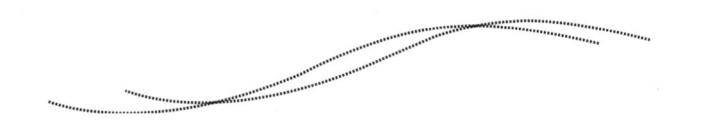

第1節 健康ダイエットの背景と支援の必要性

　人が人として幸福に生きることを考えるとき、併せてその時代における社会的な背景を的確にとらえ、人間と社会との関わりという面から考える必要があると思われる。わが国では、1960年以降の急激な高度経済成長により、各家庭の生活資質が向上して、ものの豊かな時代を迎えた。人々はものを大量に生産し大量に消費するようになった結果、ものは豊かになったが、ものの消費が公害や自然破壊などさまざまな弊害をもたらした。この変化に伴い、人々の関心は消費の豊かさではなく、心の豊かさや人生の豊かさをどのようにつくっていくかという Quality of Life（以下：QOL）に焦点が移った（秋山，2006）。QOL には「自分自身に対する満足感、充実感、安心感、幸福感」など個人の意識面を中心にとらえる立場と、「人びとの幸福、満足な生活にするための社会システムの創造」として、生活の質を社会環境から考える立場とがある（北川，2008）が、いずれにしてもこの QOL の向上を考えるときに、人々の健康生活の保障は、重要な要素になると考えられる。そして、健康は身体的・心理的・社会的 Well-being の他スピリチュアル Well-being の面から構成される

（藤井，2010）、人が幸福に生きるための重要な要素の一つと考えられ、これを維持増進することは、人間のQOLの向上に大きな影響を及ぼすと考えられる。したがって、健康的ダイエットは、それが個々人の全人的な生き方にどういう影響を及ぼすのかといった観点から常にとらえられる必要がある。

さて、近年は疾病構造の変化が進み、生活習慣病が国民の健康問題の中心的課題となっている（結城，2003）。なかでも肥満は、健康障害にとって重大な危険因子であり（大藏，2006）、先進国のみならず、発展途上国でも重要な健康上の問題となっていて（Press Release WHO, 1997; Pena M and Bacallao J, 2000）、世界中で10億人が過体重、3億人が肥満の状態にあると言われている（WHO, 2003; 三田，2008）。これはもはや重大な社会問題ととらえることができ、これまでにこの肥満を予防・改善すべく、多くの研究者によって、効果的な体脂肪の減量方法や事前に肥満を予防するための方策などが検討されている（鈴木，1995; 加藤，1997; 漆原，1999）。しかし、その一方では、非科学的な痩身術なるものが多数氾濫し、栄養バランスの崩れたダイエット法が広く流行して、その危険性に対して警告が発せられている（大野，1991）。また、るい痩（以下；やせ）の体型が魅力的であるという認識は、海外の研究（Tiggemann M and Pickering AS, 1996; Turner SL et al., 1997; Pinhas L et al., 1999）によると、TVや雑誌などのメディアによって鼓舞されていると言われており、わが国でも同様な報告（松浦，2000a）がある。例えば、メディアに登場する美しいモデルや俳優は比較的痩せているのが一般的であるが、その人物の美しさを誇張して表現する際に、「やせているから美しい」といった意味のコメントをしばしば目にする。これは「やせなければ美しくない」という意味で解釈される危険を含んでいると考えられる。そして、その影響から特に女性の極端なダイエット志向が問題となっている（楠，2000; 松浦，2000b; 外山ら，2000）。

一方、男性におけるダイエット志向や健康上問題のある減量行動も認められており（矢倉，1996）、摂食障害などの健康被害も報告されている（高木，1991）が、その数は女性より少なく、健康被害の度合いは比較的低いと思わ

れる。さらに、浅野（1998）は、ダイエットの社会的意味を考える中で、やせるとオシャレができるようになること、逆にいえば、やせなければオシャレになれないという状況が、女性がダイエットを始めることに大きな影響を及ぼしていると述べている。また、服装が性別や年齢、社会的地位や職業などを表示する重要な社会的機能を担っており、「若い女性」という社会的なカテゴリーが流行のファッショナブルな服装によって表示される度合いが高いことを述べている。そして、そういった若い女性むけのファッションはスリムな形につくられていることが多いため、単にオシャレになりたいためだけでなく、自分は「若い女性」であるという自覚をゆるぎなくさせるためにも、そういったファッションを身につけることのできる体型をもつことが重要となっていると考察している。また、中島（1991）は、そのようなファッションが似合うようになりたいからダイエットするのではなく、彼女たちが深刻に求めているのは「社会に受け入れられる」こと自体であると述べ、現在の女性の社会的立場について問題提起をしている。これらのことは、女性が男性に比べて、危険なダイエット行動に取り組みやすい社会的背景が存在しており、肥満を予防・解消して健康を維持増進するために行うものとは異なる目的のダイエットが行われやすい現状があることを示している。したがって、やせ体型が魅力的であるとする極端な社会的風潮を是正していく必要があると考えられるが、そのためには特に女性を対象として、誤った認識・目的・方法で危険なダイエット行動に取り組まないための正しいダイエットの教育および支援が早急に必要な状況と考えられる。

　このような状況の中で、わが国では厚生労働省が肥満を含む生活習慣病（不適切な食生活、運動不足、喫煙などで起こる病気）の予備群像としてメタボリックシンドロームを位置づけ、この判定基準を明確化、また単純化することによって、対象とする人を早期に発見し、彼らに自覚を促して生活習慣の改善を図るべく生活習慣病予防に関する施策を打ち出した（竹中，2008）。そして2008年度より始まった40歳以上の国民の特定健康診査の義務化と、その後の運動指導および食事指導を中心とした医療保険者による特定保健指導は、厚生

労働行政における運動指導および健康運動指導士等の健康づくりのための運動指導者の役割を従来よりも飛躍的に大きくすることとなった。その理由は、従来の健康診査による疾病の発見とそれに対する医療指導というだけでなく、健康診査後の保健指導にメタボリックシンドロームの概念を取り入れたからであり、厚生労働行政の大きな変革点である（田畑，2008）。

このように、国をあげて予防・改善に取り組むこととなった背景には、多くの疾病の発症原因として生活習慣病が深く関与しているという現実があるためであり、できるだけ早急な改善が求められているのが現状と考えられる。しかし、この改善を実現するためには、役割が重要となった運動指導者の活躍に期待するだけでなく、対象となる人に自覚を促して、生活習慣を改善させることが不可欠である。この生活習慣を改善するという行為は「行動変容」という言葉で表すことができる。竹中（2008）は、この行動変容が示す意味として、「対象者における予防・検出行動を採択、および維持・継続させることを目的として実施される提供者側からの働きかけ、あるいは対象者自ら自立的に実践できる方法を教授すること」を挙げている。つまり、生活習慣を改善させるための指導については、指導者からの直接的な指導だけでは時間的に制約があることなどから不十分であり、対象となる人自身が自立的に実践していけるような方法を提供しなければならないことを意味している。そして、その指導された内容が、科学的根拠に裏づけられたものであっても、実施者自身が日常生活の中で受け入れ難いものであった場合には、その方法は実施されないか、あるいは実施されても継続性に乏しいものとなるであろう。

このことは、医療現場において医師が専門的な立場から病気の診断と投薬治療を行っても、患者本人が日常の不健康な生活習慣を改善する具体的な指導を受けていない場合もしくはその指導内容を患者が自主的に実施することが非常に困難である場合には、治療が効果的に進まないと推察されるが、これに共通するものがあると思われる。結城（2003）は、医療ソーシャルワーカー（MSW）の役割と今日的課題について、医師や看護師などの医療スタッフは、病気は診ても、クライエントの生活全体を把握する視点が欠落しやすい状況を

示し、MSW として健康問題に起因する生活問題全体への丁寧なアセスメントを行うことが期待されていると述べている。そして、MSW の役割は、クライエントが抱える健康問題への主体的な問題解決への取り組みを社会福祉の立場から援助することであると述べ、そのことを通して、クライエントが自らのライフサイクルにおける自立的な生活力を回復し、社会保障制度の積極的な利用等の「権利としての社会福祉」を自らの生活再建の中で実現することが可能となると考察している。

　以上のことから、科学的根拠に基づいた内容であり、かつ実施者が自立して実施しやすい内容の健康的ダイエットプログラムを提供することは、人間福祉の立場からも意味があり、これら多くの諸問題を改善するのに最も有効と考えられる。そして、人々が健康に生きる権利の実現化に貢献することが期待される。よって、これを研究・開発することは、非常に大きな社会的意義と必要性があると考えられる。

　そこで、本書では女性が健康を維持しながら効果的に実施できるダイエットプログラムについて論考し、具体的な支援法を開発・提供することによって人々の QOL の向上等に資することをめざしたいと考える。

第2節　健康ダイエットに関するこれまでの研究

　これまでの肥満の改善・予防に関する先行研究は多く存在する。ここでは、特に本研究に関連が深い研究報告を①肥満に対する認識に関する研究、②体脂肪率測定法に関する研究、③生活習慣と体脂肪率の関連に関する研究、④健康と福祉に関する研究の面から検討した。

(1) 肥満に対する認識に関する研究

　人々が、肥満に対してどのように認識しているかを検討する際、肥満が社会の中でどのような評価を受けるのかを考えることが必要と思われる。

中島（1991）は、「コミュニケーション不全症候群」という本の中で、ダイエットとは「太っている者が体重を減らす行動」というような単純なものではなく、その中には非常に明白なダーラインがあり、それが越えられた時、人は（主として少女たちは）いともたやすく死を選んだり、精神の境界を乗り越えたり、自滅したりすると述べている。さらに、ダイエットに取り組む女性たちは、体重を減らしたいから、美しくなりたいから、新しいファッションが似合うようになりたいから、モデルになりたいからダイエットをしているのではなく、「社会に受け入れられる」ことを深刻に求めていると述べ、ダイエットが女性に及ぼす心理的な影響の大きさと、現在の女性がおかれている社会的立場について問題提起をしている。この「社会に受け入れられる」ことを女性たちが求めていることについて、浅野（1998）は太っていることが、「みにくさ」「不健康さ」「自己管理能力の欠如」といったマイナスの評価を社会的に受けることや、現代の若い女性たちが社会に受け入れられているという実感を得るためには「やせていてオシャレができること」が不可欠な条件になっていることを挙げ、やせている女性をとりわけ高く評価する社会に対する問題をとりあげている。そして、ダイエットの社会的意味を考える中で、「ふとっていることを気にして女性はダイエットをはじめる、とはよくいわれることだ。しかし、そのような自覚を生みだすものとして、やせるとオシャレができるようになること、逆にいえば、やせなければオシャレになれないという状況が大きな影響をおよぼしている。服装が性別や年齢、社会的地位や職業などを表示する重要な社会的機能を担っていることについては誰もが納得することであり、なかでも『若い女性』という社会的なカテゴリーは流行のファッショナブルな服装によって表示される度合いが高い。そして、そういった若い女性むけのファッションはスリムな形につくられていることが多いため、単にオシャレになりたいためだけでなく、自分は『若い女性』であるという自覚をゆるぎなくさせるためにも、そういったファッションを身につけることのできる体型をもつことが重要となってくるのである」と述べ、流行する服装の標準サイズの設定について、問題提起をしている。さらに、「やせた体型を維持したり、きれい

になるための努力をすることが、まさしく女性であることを意味するよう社会的に意味づけられているがゆえに、かりに美容のための努力を行わないとすれば、自分は女性というカテゴリーから逸脱してしまうのではないか—すなわち、自分は女ではないのではないか—という危機感を女性自身は感じることになる」と述べ、ジェンダーの側面から、女性の強い痩身志向をとらえている。

これらのことから、女性は男性に比べ、ダイエットへの強い動機を持ちやすく、危険なダイエット行動に取り組みやすい心理的、社会的背景が存在していると考えられる。そして、肥満を予防・解消して健康を維持増進するために行うものとは異なる目的のダイエットが行われている現状があると推察される。

一方、測定調査から肥満に対する認識を検討した報告については、次のようなものがある。

井上ら（1992）は、女子高校生を対象とした調査により、自己の体型を気にするあまり無理な体重減量を行う者が多いことを明らかにし、その結果生理の不規則、立ちくらみ、疲れやすい、イライラなどの身体的・精神的に不健康な自覚症状を訴える者が、「よくある」と「たまにある」を合わせれば、それぞれ50.8%、62.1%、76.3%、66.4%と高率を示すことを示した。このことは、自己体型を正しく認識し、無理な体重減量を行わせない健康教育が必要であることを示しているととらえられる。

矢倉ら（1996）は、小学生から大学生に至る3,081名に対して肥満意識と減量行動について調査を行った。その結果、非肥満者で肥満意識をもつ者が男子で10～20%、女子では中学生以上の約半数に認められ、全学年とも男子に対して女子が有意に高率を示した。また、非肥満者の減量実行率は、男女とも学年とともに高率となり、大学生男子で19.6%、女子は高校生、大学生で約50%であった。減量方法は運動と食事によるものが大半であり、高校生、大学生においては男女とも嘔吐、ダイエット食品、やせ薬、下剤などを利用している者がそれぞれわずかではあるが数%認められた。これらのことは、全体的に男性よりも女性の方が非肥満者の肥満意識・減量行動とも問題意識が高く、不必

表1-1　非肥満者の減量動機・方法・期間

非肥満者の減量動機（％）

	男				女			
	小学生 (N=3)	中学生 (N=17)	高校生 (N=77)	大学生 (N=87)	小学生 (N=15)	中学生 (N=55)	高校生 (N=294)	大学生 (N=171)
スタイルを良く…	0	35.3	29.9	36.7	66.7	56.4	80.3	81.3
好きな洋服が…	0	0	7.8	6.9	6.7	14.5	37.4	52.0
異性の目を気に…	0	11.8	10.4	6.9	20.0	14.5	16.7	10.5
好きな人ができ…	0	11.8	6.5	1.1	6.7	12.7	11.6	9.4
友達の影響	0	0	2.6	2.3	6.7	1.8	0	3.5
家族の影響	0	5.9	1.3	0	13.3	1.8	7.8	1.2
ダイエット記事…	0	0	1.3	2.3	6.7	5.5	0.7	15.2
他人からの…	0	17.6	2.6	17.2	20.0	25.5	12.6	21.6
健康のため	0	23.5	26.0	48.3	20.0	9.1	7.5	19.9
その他	100	17.6	20.8	16.1	6.7	21.8	4.8	4.1

非肥満者の減量方法（％）

	男				女			
	小学生 (N=3)	中学生 (N=17)	高校生 (N=80)	大学生 (N=86)	小学生 (N=18)	中学生 (N=54)	高校生 (N=289)	大学生 (N=173)
運動	100	82.4	16.2	75.6	88.9	87.0	32.2	63.0
食事の量　回数	0	35.3	55.0	72.1	72.2	63.0	88.2	91.3
吐く	0	5.9	7.5	1.2	0	0	2.1	2.9
ダイエット食品	0	0	3.8	3.5	0	0	2.8	7.5
やせ薬	0	0	5.0	1.2	0	0	3.1	3.5
下剤	0	0	6.3	2.3	0	0	2.8	6.4

非肥満者の減量期間

	男				女			
	小学生 (N=3)	中学生 (N=11)	高校生 (N=25)	大学生 (N=49)	小学生 (N=13)	中学生 (N=41)	高校生 (N=62)	大学生 (N=111)
平均値±SD	*10.7±13.4	5.2±4.7	*8.0±11.9	7.2±9.3	2.3±1.6	4.6±4.8	4.1±6.5	5.0±8.8
最長期間（月）	26.0	14.0	38.0	48.0	6.0	16.0	30.0	48.0
最短期間（月）	1.0	1.0	1.0	1.0	1.0	1.0	1.0	1.0

＊$p<0.05$

（矢倉紀子ら「思春期周辺の若者の痩せ願望に関する研究―肥満意識と減量行動の実態―」：看護展望、21, 1996）

要もしくは危険な減量行動のために健康を害する可能性が高いことを示している。一方、非肥満者の減量期間は、1〜48か月に分布し、いずれの学年でも男子が女子に比較して長い傾向にあった。したがって、女性だけでなく非肥満者の男性のなかでも痩身志向が広まっている様子も推察される。

　楠ら（2000）は、女子学生1,278名を対象にダイエット（減量行為）と体型に関する意識調査を行った。その結果、今までダイエットをしたことがない例は全体の35％と低率を示した。また、ダイエット経験者のダイエット理由は、「美しく見られたい：43.3％」「何となく：29.0％」「他人から太いといわれた：14.3％」「健康上から：10.1％」となっており、健康上の理由以外の目的で減量行動に取り組んでいることが多い実態が認められた。さらに、自己の体型については「太っている」と認識している学生が30.3％を示したが、彼女らの平均BMIは21.9でまったくの正常範囲であり、「普通体型」と認識している学生の平均BMIは19.0とやせおよびやせ傾向の範囲にあった。よって、自分の体型についてBMIで示される分類よりもやや太めに認識している傾向があるといえる。これに加えて、やせ願望についての調査をした結果は、「とてもやせたい：25.5％：平均BMI 21.4」「やせたい：24.1％：平均BMI 20.7」「部分的にやせたい：42.1％：平均BMI 19.4」「このままでよい：6.2％：平均BMI 18.4」「太りたい：2.0％：平均BMI 17.2」であった。

　一方、この調査を行った大学では、過度なやせ志向や誤ったダイエットについて学生自身が問題点に気づき、適当な体重と体脂肪率の維持を心がける試みとしての講義科目を開設している。その結果10〜12回の講義と宿題によって受講学生が過度の肥満ややせにならないようにする要領を正しく理解できたように思われた。これらのことは、多くの女子学生が自分の体型について、実際より過大に太っているという意識とやせ願望を持っていることを示すものである。このような認識を持たせる原因としては、標準的な体型を正しく認識しておらず、やせ体型を標準とする認識が多くの女子学生に根づいていることが推察される。例えば、美しい女性の象徴ともいえるモデルや女優を見て、その体型を標準と認識すると、このような意識を持つようになると思われるので、TV

やメディアによる影響を強く受けている可能性が高いことが示唆される。そして、この認識は不必要なダイエット行動への取り組みを引き起こす可能性を示しており、ダイエットに関する教育の重要性を示唆するものととらえられる。

松浦（2000b）は、小学校3～6年生の女子655名を対象に、やせ指向に関する質問紙調査を行った。その結果、やせ指向は小学校中学年から認められたが、女子大学生にみられるような集団としての極端なやせ指向はみられず、その萌芽があるといえた。そして、月経をすでに経験した6年生では、経験していない6年生に比べて、より多くの者がやせ指向を示した。また、やせ指向が若い女性のあいだで広まり、かつ強まり、さらに低年齢化してきたが、やせた体型が魅力的であるという認識は、海外の研究によると、TVや雑誌などのメディアによって鼓舞されていると考えられ、社会的圧力や風潮が子どもたちや青少年に与える影響ははかりしれぬほど大きいととらえられた。そして、この状況の中で、保健や健康教育に携わるものが「魅力的な体型＝健康的な体型ではない」ことを子どもたちに指導していくことはますます困難をきわめるであろうとの見解を示した。これらのことは、やせ指向が成人のみならず、小学生においても萌芽的に存在することを示しており、とりわけ同じ小学6年生でも、明らかに初経を経験している群にやせ志向が多くみられることから、心身の変化が著しい思春期において、やせ志向にも変化が起こることが推察される。すなわち、第二次性徴の出現により自分が成人女性であることの萌芽的な自覚が生まれることに伴い、成人女性と同様の痩せ志向が芽生え始める可能性が示唆される。

また、TVや雑誌などのメディアにおけるやせ体型を賞賛する映像や記事、男性から見た女性のやせ体型に対する好意度の高さ、本人の健康や社会的立場をよくしようとする好意的な意味での友人や親、身内からのやせ体型の勧めなどは、成人に比べて判断が未熟であると考えられる子どもたちや青少年にとって、大きな社会的圧力となると思われる。その結果、心身の健全な発育発達のために重要な段階であるこの世代で、誤った体型認識が定着する危険が大きく、摂食障害や発育不全が出現することが懸念される。そして、このような社

会的風潮の中で、健康的なダイエット教育をすることの難しさと重要性が示唆されている。したがって、女子小学生を含む、初経を迎える前後の中学・高校段階で、正しい健康教育および指導が早急に必要であると考えられる。

外山ら（2000）は、青年期女性における体型に関する認識や減量への意識と体脂肪の関連性について検討することを目的として女子学生 1,150 名を対象に身体計測、アンケート調査を行った。その結果、BMI 17 〜 20 台において、自己体型を過体重に認識している群ほど、有意に体脂肪率が高率を示した。よって、やせやそれに近い体型の者では微妙な体脂肪蓄積量の増減に敏感に反応し、体型認識に影響を与えている可能性が示唆された。また、青年期女性に対する健康教育においては、適正体重とともに、ある程度以上の体脂肪の蓄積の重要性についても行われるべきと考えられた。この報告は大学生を対象に、BMI だけでなく、立位インピーダンスによる体脂肪率を検討材料に含んでおり、BMI によって分類されたグループの中で、自己体型認識の違いと体脂肪率の関係を中心に検討しているものととらえられるため、従来よりも一歩進んだ研究と考えられる。そして、これらのことは、やせ志向が低年齢化していることを鑑みると、大学生より少し前の年齢での状況（例えば発育の著しい高校生）について調べることの必要性を示している。

以上の肥満に対する認識に関する研究より、小学生から成人に至るまで、女性における肥満意識は男性に比べて過剰であるといえる。そして、その背景の一つとしては、TV や雑誌の影響を大きく受けたことによる、自分の体型を実際より過大に太っているという意識があると考えられる。また、その意識は社会で女性として受け入れられる、あるいは認められるためにダイエットをしなければならないという認識をもたらすほどの大きな心理的影響を及ぼしていると思われる。その結果、多くの女性が過剰なまでのやせ願望を持ち、不必要で危険な減量行動を起こすことにつながっている可能性が高いと考えられる。さらに、一般に女性は男性に比べて筋肉量や骨量が少ないと考えられるため、極端な摂食制限による身体へのダメージは相対的に大きくなり、深刻な健康問

題に発展しやすいことが推察される。このように、女性の心身の健全な発達にとって、極めて重要な時期と思われる青年期あるいはそれ以前の児童期にまでやせ指向が進んでいる上に、メディアによる極端で誤った情報が氾濫している状況がうかがえる現在、正しい身体組成評価を教育することは非常に難しいととらえられる。よって、極端なやせ体型が魅力的であるといった社会的風潮を是正していく必要があると考えられるが、そのためにも特に初経を迎える前後の中学・高校段階を含めた女性を対象として、誤った認識・目的・方法で危険なダイエット行動に取り組まないための正しいダイエットの教育および支援が急務であり、その具体的方法の提供が求められていると考えられる。加えて従来行われていたBMIからだけでなく、体脂肪率の測定による身体組成評価の必要性が示唆されている。

（2） 体脂肪率測定法に関する研究

　肥痩を正しく判定する重要な指標の一つとして体脂肪率が挙げられるが、その測定方法に関しての報告には次のようなものがある。

　中塘（1991）は、身体組成の測定において、水中体重秤量法は妥当性、信頼性、客観性ともに高く、基本的な方法として評価されているが、被検者に負担を与えるだけでなく、大がかりな設備が必要なため、種々の制約があることを挙げている。このため簡便かつ妥当性や信頼性を有する方法の開発が望まれていることを挙げ、最近開発された身体に微電流を伝導させてその抵抗値から身体組成を推定する方法（Bioelectrical impedance method: BI法）の成果が期待されていることを示した。この方法の特徴は、安全にかつ短時間に測定可能で、しかも測定のために特別な技術や手順を必要としない、簡便性を兼ね備えた利点を有している。そこで日本成人女性用の体密度を求める推定式を開発し、同式を利用したBI法による身体組成評価の有用性を検討した。その結果、水中体重秤量法による値と一致し、体脂肪率および除脂肪体重の相関が高く、推定の標準誤差は極めて小さい値を示し、高い妥当性を有することが認められた。さらに、信頼性、客観性ともに高く、測定法に熟練度の影響はなく、簡便

表1-2 主な身体組成評価法の比較

	身体組成測定・評価方法	長所	短所
BMI	体重(kg)÷身長(m)^{2}の式により求められた値により評価する。 (標準は18.5〜25) (標準体重＝身長(m)^2×22)	比較的短時間で計算でき、簡便に評価できる。	体脂肪率や筋肉量など、身体組成の内容を詳細には評価できない。
皮脂厚法	上腕背部と肩甲骨下部の皮膚をつまんでその厚みを測定し、推定式から身体密度を求めて評価する。	比較的短時間で測定でき、簡便に評価できる。	測定技術が高度であり、熟練を要するため、測定者による測定値のばらつきが比較的大きい。
水中体重秤量法	水中の中に潜った状態での体重を測定し、身体密度から体脂肪率などの身体組成を評価する。	比較的信頼性・精度が高い。	測定に要する時間が長い。最大呼出の状態で水中に潜っていなければならないため、被測定者の身体的負担が大きい。
DEXA法	身体組織に2種類の異なるX線を透過させ、その減衰率から身体組成を評価する。	比較的信頼性・精度が高い。	測定に要する時間が長い。大がかりで高額な装置、および高度な測定技術が要求され、わずかとはいえ被爆が生じるため、注意が必要。
BI法	身体に、無痛の微弱な電流を流したときの生体電気抵抗値を求めて体水分量を推定し、体脂肪率などの身体組成を評価する。	比較的短時間で測定でき、簡便に評価できる上に信頼性・精度が高い。また、測定者に特別な技術や手順を必要とせず、測定値のばらつきも小さい。	使用する機器のメーカーによって測定値が異なる。特異な体型をしている人の測定精度が高くない。

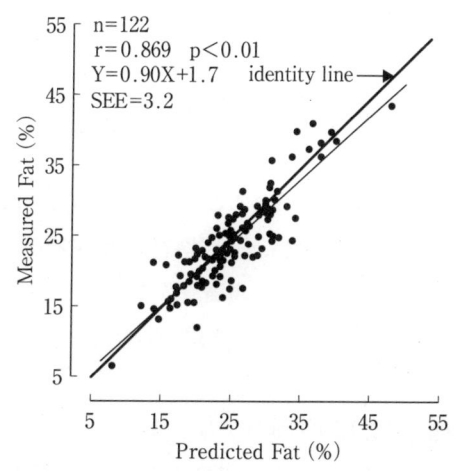

図1-1 水中体重秤量法とBI法の体脂肪率の関係
(中塘二三生ら:「成人女性の身体組成評価におけるBioelectrical Impedance法およびその交差妥当性」体力科学 p.472, 1992)

に評価できることが認められた。これらのことは、被測定者に身体的負担が少なく、特別な測定技術を必要としない測定法である上に、精度が高いという特徴をもっているBI法が、身体組成に関するさまざまな研究を行う上で、非常に望ましい測定方法の一つであることを示している。

　また、田中ら（2001）は、身体組成を測定する技術の中で、近年目覚ましい普及を見せている計測技術の一つにBI法を挙げ、この測定方法の有用性として、他の方法と比較して測定者による誤差が少ないこと、再現性がよいこと、小児・児童・高齢者にでも測定できることなどを挙げている。逆に利用限界としては、身体組成算出式に伴う限界があること、使用する機器（メーカー）の違いによって測定値が異なること、特異な体型をしている人々（極度の肥満や痩せ、スポーツ選手など）の測定精度が高くないことなどを挙げている。これらのことは、多くの人たちを測定したり、幅広い年齢層にわたって身体組成を測定できる点でBI法は非常に有用であり、ある条件を行う前後で比較する際にも適した測定法であることを示している。ただし、あくまでも測定値は推定値であること、できるだけ同じ機器（メーカー・種類）で測定して検討することなどに留意しなければならないと考えられる。

　大河原ら（2003）は、DEXAから求めた測定値を妥当基準とし、単周波数BI法と多周波数BI法における身体組成の推定精度について比較検討した。その結果、多周波数BI法は単周波数BI法と比較して大幅な精度の上昇は認められず、同程度に妥当な結果を得られることが示唆された。このことから、単周波数BI法の測定は、多周波数のそれと比較して測定器が安価で、より簡便に測定できるのが一般的であるため、単周波数による測定を積極的に研究に利用することに大きな問題は認められないと考えられた。

　以上の体脂肪率測定法に関する研究より、被測定者に身体的負担が少なく、特別な測定技術を必要としない上に、精度が高いという特徴をもつBI法は、身体組成に関する研究のみならず、一般の人々が日常生活の中で簡便に測定できる有効な測定方法として期待できるものであると考えられる。また、測定誤

差が比較的少ないという点から、ある条件を行う前後で比較する際にも適した測定法と思われる。したがって、一般の人々が日常の身体状態を手軽にチェックする際にも有用な測定法と考えられる。ただし、測定値は推定値であり、少ないとはいうものの誤差を含んだものであることを忘れてはならない。そして、できるだけ同じ機器（メーカー・種類）で、できるだけ同じ条件（時間・温度）で測定することに留意すべきである。また、BI法には単周波数BI法と、より詳細に抵抗値を測定できる多周波数BI法があるが、単周波数BI法を採用しているものは、多周波数のそれと比較して測定器が安価で、より簡便に測定できるのが一般的である。先行研究より、単周波数による測定を研究に利用することに大きな問題は認められないと考えられるため、一般の人々の測定においてはもちろん、研究においても単周波数BI法を積極的に利用することは有用であるととらえられる。

（3）生活習慣と体脂肪率の関連に関する研究

日常の生活習慣が体脂肪率に及ぼす影響など、その関連についての報告には次のようなものがある。

1）体脂肪率を減らす行動の基本的な考え方に関して

レミングトンら（1987）は、体重の減量を考える食生活について、「食べるカロリー量や食べ物についての人工的なガイドラインは、したがうのが困難であり、通常好ましい結果を生まない。問題のある食物や食事のパターンだけを修正し、一生涯楽しめるような食事を選ぶべきである。時折、不注意に食事をしても、長期に渡ってはあまり差異を生じない。節食とか食事しないといったことは考えるべきではない」と述べている。これらのことは、減量行動を進める上で煩雑なカロリー計算をすることで、実際に毎日続けることが困難になりやすいため、あまりその数値にこだわらず、それよりもできるだけ中断や終了する必要のない食事習慣を選ぶことを重視する方がよいことを示している。

コバート・ベイリー（1990）は、筋肉と脂肪の管理について、以下のよう

に述べている。「健康は1本の飲料や1回の食事で得られるものではない。最もよく効くビタミンを含んだ最良の食事でさえも、良い運動が及ぼすような筋肉のチューンナップをもたらすことは決してない。チューンナップされた筋肉を持つことは運動選手にならねばならないということではない。エネルギーを以前より多く使い、よく運動し、食べたものをうまく利用し、食べたものが脂肪に転換するのが少なくなることを意味する」。このことは、健康的なダイエットは単品食品の摂取や短期間の取り組みで実現できないことを示唆している。また、食事の内容だけでなく、運動の内容を工夫することや、摂取制限より消費の拡大方法を念頭におくことが大切であると考えられる。

　大野（1991）は、ダイエットに関して以下のように述べている。「小児期から太っている人は、脂肪細胞の数が増えていることが多く、このためやせにくいが、中年太りでは脂肪細胞のサイズが肥大化しておりやせやすい。近年、10代、20代の若年層を中心に、脂肪細胞の数がふえたまま成長し、その後サイズも大きくなってくる"連合性肥満"とよばれる高度肥満者が増加傾向にある点が問題視されている」。このことは、高度肥満者を減らすためには、まず小児期からの継続的な運動習慣を身につけさせることが重要であることを示している。また、「太っている人の1日の総歩数は、太ってない人の約半分くらいといわれる。また、1日のうちで起きて活動している時間帯の運動の強さについて比較してみると、肥満者では心臓や肺の機能を向上させる程度の強さの運動が日常生活中十分に行われていないことも明らかにされている」と述べ、運動が肥満解消に効果があることを示している。そして、「減量のための生活活動面でのライフ・スタイル改革は、何か特別な運動をとり入れるということではなく、何しろ体をよく動かす活動的な生活習慣を身につけることが大切である。週1回ぐらいの頻度でジョギングや水泳、テニスなどのエアロビクス運動をするよりも、まず日常の活動量を増やすことに専念する方が効果的である」と述べ、特別なスポーツ活動や運動を導入することよりも、できるだけ乗り物に乗らずに歩く、積極的に外出するなど、普段の生活の中で運動量を確保・増大するように心がけた方が、継続的にその効果が期待できると主張している。

さらに、「誤ったダイエットに陥らないための注意点として、体重計の針にごまかされないこと、タブーの多い食事療法に気をつけること、安易な単品主義にとらわれない（補助食品の多いダイエットにも気をつける）、部分的にはやせられない、短期決戦より長期持久戦などが挙げられる。すなわち、汗、便、尿が出ただけでも体重は減るし、筋肉が減っては意味がないこと、できるだけ数多くの食品をバランスよく摂り、全体のカロリーを抑えること、いかなる健康食品でもそれを摂るだけでやせられるものはないこと、全身的に引き締まった健康体を取り戻すこと、あせらず気長に取り組むことが成功の秘訣であることを、正しい理解としてとらえることが大切である」と述べ、体重ではなく体脂肪の減量が大切であり、ちまたに出回る単品ダイエットに頼らず総合的にダイエットを考えることが重要であることを示している。そして、これに加えて「人間は生来、何事にも完璧を望むのが常であるが、何事も100%完璧に遂行しえないのも人間の真の姿である。減量に取り組んでいる人もまた、自分の能力以上に完璧を望むがゆえに、減量に失敗することも多い。全か無か、減量を続けるかやめるかといった二分法的な思考方法をやめるべきである」と述べ、理論的に有効と言われるものをすべて100%完璧に実践するような減量計画をたてるのではなく、できるだけ心がけていけばよいといった比較的余裕のある内容で、長く続けることを推奨しているととらえられる。

　鈴木（1995）は、ダイエットに対する考え方と身体のエネルギー代謝について、以下のように述べている。「食べたい物を自由に食べながら、汗を流すこともせずにイージーな毎日を送る。これが肥満につながる典型的なライフスタイルであり、心のタルミが身のタルミを招いて肥満が起こる。ダンベル運動は単に体を引き締めるだけでなく、タルンだ心を引き締めるためのものでもある」。このことは、肥満を解消するためには心も引き締める、すなわち日々の生活習慣を見直して、例えば規則正しい生活を心がけるなど、健康維持に積極的な態度で生活をする必要があること。さらに、身体が引き締まることで、健康状態が向上し、精神的なストレス軽減も期待できるため、心身ともに健康が増進されることを示している。また、「ダイエットを減食して減量することだ

と誤解し、カロリーブックを片手に食事をコントロールする人、あるいは肥満していることを身長に対する基準体重よりも、体重が重いことだと誤解し、体重のみを減らそうとする人がいる。こうした人たちはまずデブの基準表とカロリーブックを捨てることが大切である。肥満とは身長と体重の関係で決まるのではなく、体重の中身（体組成）で判断されるものである。また、食事の量を減らすことは筋肉の量を減らし、骨の量も減らしてしまって、体を根底からだめにしてしまう。コロンビア大学のある実験では、通常の70％程度に制限した食事を8週間行い、ウエイトトレーニング群、有酸素運動群、運動しない群の3群を比較したところ、ウエイトトレーニング群だけが筋肉の増大を認め、減った体脂肪量も一番多かった。また、3群とも食事制限の影響からか、基礎代謝量は低下した」と述べ、基本的には食事は減らさずにダイエットを考えるべきであることと、肥満の判定は身体組成で判断し、体重や摂取カロリー量にとらわれすぎないことが大切であることを示している。また、実験の結果から判断すると、筋力トレーニングは有酸素運動以上にダイエット効果が大きいことが示唆される。

　目崎（1992）は、体脂肪率が低いほど月経異常率が高くなり、しかも初経発来には17％以上の体脂肪率、正常な月経周期の確立には22％以上の体脂肪率が必要であると述べている。このことは、第二次性徴以降の年齢の女性において、やせ志向により低い体脂肪率を目標として行われる極端なダイエット行動に対し、体脂肪に関する正しい教育が必要であることを示している。

　加藤（1997）はやせるための食習慣と運動について、以下のように述べている。「やせるための第一歩は太る食習慣を改善することである。そしてダイエットに成功するためには、やせようとする決意とつづけようとする意志を持つことであるが、これを強くしてくれるのがしっかりとした減量目標である。そしてゆっくりとしたペースで減量を進めていくことでリバウンドを避けることができる。また、減食だけでやせると健康を害してしまうので、減食はほどほどにして運動をあわせて行うほうが健康的にやせられる。また、体の一部をやせさせることは不可能であることを自覚するべきである」。また、漆原

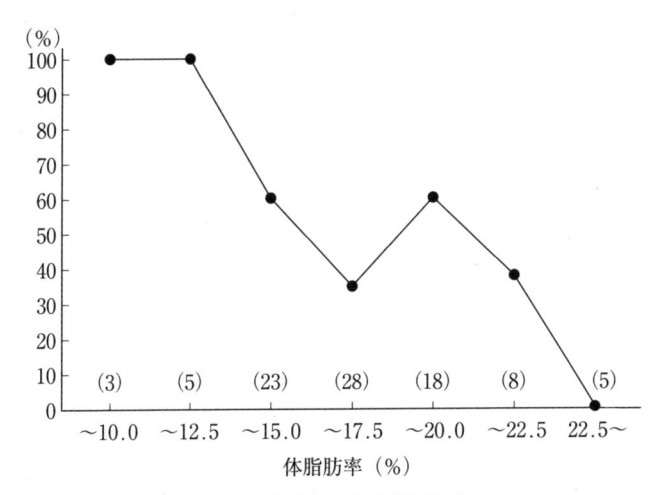

図1-2　体脂肪率と月経異常率
(目崎登:「運動性無月経」ブックハウス・エイチディ、1992)

(1999) は、体脂肪の燃焼に関して、「脂肪を落とすことが本当のダイエット。単品ダイエットは心身ともにストレスを生み、リバウンドや拒食症などの摂食障害を起こす危険性が高い。また、部分やせは科学的に不可能である」と述べている。これらのことは、体重ではなく、体脂肪を減らすことが健康的なダイエットには必要であること、一つのものだけを食べてやせようとする単品ダイエットは危険であり、避けるべきであること、具体的な減量目標を持つことが大切であるが、その設定を誤ると健康を損なう恐れがあるので、目標とするのにふさわしい、適正な目標体脂肪率を提供する必要があること、さらには体の一部分だけをやせようとする「部分やせ」については不可能であることを認識しておくことが重要であることを示している。また、これに加えて、例えばある人の場合はどこの部位を特に鍛えればよいかといった目安があれば、より具体的な運動指導という点で効果が期待できると考えられる。

田畑 (2008) は、「2008年度より始まった40歳以上の国民の特定健康診査の義務化と、その後の運動指導および食事指導を中心とした医療保険者による特定保健指導が、厚生労働行政における運動指導および健康運動指導士等の

健康づくりのための運動指導者の役割を従来よりも飛躍的に大きくすることとなった」と述べている。そして、その理由は、「従来の健康診査による疾病の発見とそれに対する医療指導というだけでなく、健康診査後の保健指導にメタボリックシンドロームの概念を取り入れたからであり、厚生労働行政の大きな変革点である」と述べている。また、竹中（2008）は、メタボリックシンドロームを予防するために必要な要素として、「行動変容」という用語を挙げ、その示す意味として、「対象者における予防・検出行動を採択、および維持・継続させることを目的として実施される提供者側からの働きかけ、あるいは対象者自ら自立的に実践できる方法を教授すること」と記している。これらのことは、メタボリックシンドロームを予防するためには、従来の医療指導だけでなく、積極的な生活習慣を改善させるための指導が必要であることを示している。また、その指導は、指導者からの直接的な指導だけでは時間的に制約があることなどから不十分であり、対象となる人自身が自立的に実践していけるような方法を提供しなければならないと考えられる。

　中村（2009）は、近年、栄養過剰や運動不足など食生活やライフスタイルが大きく変化したことにより、生活習慣病が急増しており、その大きな原因としてわが国における肥満人口の急増が挙げられると述べている。また、2008年より40～74歳を対象に特定検診・特定保健指導の実施が医療保険者に新たに義務づけられたが、その制度の特徴は、従来の生活習慣病の早期発見・早期治療に主眼をおいた二次予防では、生活習慣病の増加を食い止めることができない状況を鑑みて、一次予防の重視へと移行したことであると述べている。これらのことは、現在わが国で肥満人口が増加していることを深刻な問題としてとらえ、その対策として生活習慣病を発症する前段階で予防することが重要であることを示している。また、その生活指導の有効な方法が求められていると考えられる。

2) 体脂肪率の増減に影響を及ぼす食品に関して

宮澤（2007）は、カカオ豆成分の生理作用について、以下のように述べている。「近年、カカオ豆成分の生理作用に関する研究が進み、カカオ豆テオブロミンやリグニンによる抗肥満、ポリフェノールの抗酸化作用が報告されている。こうした健康機能の解析はカカオ豆やこれを原料とするチョコレートなどの種々の加工食品に、新たな付加価値を創出するものとして注目される。ヒトがテオブロミンを経口摂取すると、消化管から吸収され、速やかに最大血中濃度に達し、カフェインと同様にアデノシンレセプターに作用する。またホスフォジエステラーゼを阻害し、種々の薬理効果（心拍数の増加、血管拡張、気管支拡張、利尿作用）をもたらす。一方、カフェインに特徴的な中枢神経興奮作用はみられず、逆に精神安定化に関与するという報告がある。また脂肪分解作用を示し、抗肥満効果が期待される。一方、通常の食品にはあまり含まれていないリグニン（食物繊維）はコレステロール吸収に重要なファクターであるコレステロールと胆汁酸のミセル形成を阻害する。このため、リグニンの摂取により、血中コレステロールの上昇が抑制される。また、リグニンは他の食物繊維と同様に、消化に時間を要するため、糖質の吸収を遅らせ、血糖値の急激な上昇を防ぎ、糖尿病や肥満の予防につながると考えられている」。これらのことは、カカオ豆を含んだ食品の代表となるココアを摂取することで、テオブロミンによる血管拡張効果などにより、体温の上昇や代謝量の増大が起こり、ココアの摂取がダイエットに有効であることを示している。

田多井（1990）は、ココアおよびアルコールが人体にもたらす影響について、以下のように述べている。「ココアはカカオの粉末から脂肪分を減らして水に溶けやすくしたものである。特に子どもの健康飲料として西欧で広く愛用されており、カフェインはごく微量で、その代わりにテオブロミンがいくぶん入っている。テオブロミンには脳刺激作用はほとんどなく、利尿作用を持つ」。「アルコールの摂取により、アルコール脱水素酵素の作用で肝臓中の水素が増えるほど、肝臓中に脂肪が増えることが明らかにされている。細胞中でエネルギー生産の役を果たしているミトコンドリアが脂肪酸を使わずにアルコールか

ら出た水素を使ってエネルギーをつくる。つまりアルコールがあると、肝臓は脂肪を燃料に使わずに、アルコールを燃やしてエネルギーを生産する。この結果、摂取した脂肪が肝臓にたまりやすくなり、脂肪肝が発生する誘因となる。さらに血液中の脂肪量も高まる」。これらのことは、ココアはカカオの脂肪分を減らしたものであり、成分に含まれるテオブロミンは血管拡張による体温上昇効果をもたらすと考えられるため、ダイエットに効果的な低脂肪食品の一つであることを示している。また、アルコールは脂肪の分解を阻害する原因となり、結果的に脂肪の合成を促進することになるため、ダイエットにはマイナスの影響を与えることを示している。

鈴木 (1988) は、「カフェインはノルアドレナリンやアドレナリンの分泌を刺激し、ホルモン感受性リパーゼを活性化して貯蔵脂肪の分解を促す。また、C-AMP 分解酵素のホルホジエステラーゼ活性を阻害して、C-AMP 量を脂肪細胞に増やすやり方でも、体脂肪の分解を高める。この作用を介してカフェインは血中の脂肪酸レベルを高め、筋肉による脂肪酸のエネルギー代謝を活発化し、グリコーゲンの消費を節約してスタミナに寄与する。しかし、カフェインの分解作用は、ブドウ糖を摂ることによって打ち消される」と述べている。このことは、体脂肪を減らすために、カフェインを砂糖抜きで摂取することが効果的であることを示している。

3) 体脂肪率の増減に影響を及ぼす運動方法について

鈴木 (1995) は、「中年太りの原因は、基礎代謝の低下によるものである。また、高齢者でもダンベル運動によって筋肉が明快に増量したという研究報告がある。よってダンベル運動は中高年の基礎代謝量の増大に効果的である」と述べ、ダンベル運動による筋肥大が若年層だけでなく中高年においても基礎代謝の増大に効果があることを示している。また、「トレーニングを実行しても必ずしも体づくりが進むわけではない。その理由は、体のたんぱく質合成が日内リズムをもっているためであり、それに合わせてタイミングよくウエイトトレーニングをやり、たんぱく質をとらなければならないからである。筋肉づく

りは夜の睡眠中に進む。その理由は体が完全に休息しているので体成分の分解が最小であり、体成分の合成に都合が良い条件にあること、筋肉のたんぱく質合成を阻止する働きをもつホルモン"グリココルチコイド"の分泌が最低となること、たんぱく質合成を促進する成長ホルモンの分泌が高まることなど、筋肉づくりに好都合な条件がそろうためである」と述べ、筋肉を増やすには単に筋力トレーニングを行うだけでなく、十分なタンパク質摂取と、十分な睡眠が併せて行われなければならないことを示している。さらに、「ダイエットのために運動を行う場合、運動の初心者には最初ストレッチ運動が有効である」と述べ、筋力トレーニングの準備段階として行う柔軟性を高める運動についても、体脂肪減量の効果を示している。

　加藤（1997）はやせるための運動について、以下のように述べている。「やせるための運動には脂肪燃焼運動と筋肉増大運動の2種類がある。具体的にはジョギングやウォーキングなどの有酸素運動とダンベル運動などの筋力トレーニングである。筋肉は身体の中でも脂肪を燃焼する割合が非常に高く、これが増えることで基礎代謝が高まり、太りにくい体になる」。このことは、脂肪減量に有効な運動として主に2つの種類があり、低負荷で長く続ける運動と、高

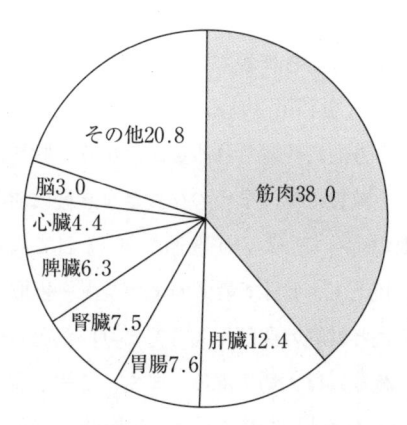

図1-3　安静時のエネルギー消費部位の割合
(Lehman, G.: Praktische Arbetisphysiologie (1953)、安静エネルギー代謝に占める臓器・組織の比率『栄養学ハンドブック』pp.457〜458、技報堂、1974)

負荷で筋力を刺激する運動の両方があることを示している。

漆原（1999）は、体脂肪の燃焼に関して、以下のように述べている。「中年太りは、筋力の低下による基礎代謝量の不足が大きな原因。脂肪は筋肉を動かすことで消費が促進されるので、例えば腹筋運動は直接的に脂肪を減らさないが、脂肪を燃焼する筋肉の増加には有効である」。このことは、有酸素運動だけでなく、筋肉を増やす運動も間接的に脂肪燃焼を促進することになり、体脂肪を減らすのに有効であることを示している。また、「運動の前には、ストレッチングが有効である。ストレッチングは筋肉や腱、関節を柔らかくし、血液循環をよくする。高齢者から子どもまでできる運動であり、運動障害を防止する効果もある」と述べ、ストレッチングが幅広い年齢層や運動が制限されている人にも可能な運動の代表であり、血液循環をよくする意味で基礎代謝量の増大が期待でき、間接的に脂肪の燃焼に貢献することを示している。

4) 体脂肪率の増減に影響を及ぼす生活習慣について

鈴木（1988）は、エネルギー代謝に関して、以下のように述べている。「ブドウ糖は細胞内で、①エネルギー源として利用され炭酸ガスと水に分解される、②グリコーゲンに合成されて、肝臓や筋肉に貯蔵される、③アミノ酸に転換した後、たんぱく質に合成される、④脂肪酸やグリセリンに転換して脂肪となる、の４つの方面に代謝利用される。食べたあと休息するタイミングで炭水化物を食べると④の方面に代謝される量が高まり、脂肪に転換して貯蔵脂肪となる率が高まる」。「減量には、早めの夕食と夕食後に活動的にすごす事が大切。夕食後には睡眠が待っているのが普通だが、１日で最もエネルギー消費が小さくなる時間帯を控えて、１日で最大のエネルギー摂取することになりやすい。したがって、夕食と就寝の間隔を大きくとり、活動時間を長くして活動量を確保することが、減量には大切である。また、この夕食後の時間帯に運動することは非常に有効である」。このことは、体脂肪を減らすためには食後の休息はできるだけ控え、活動的に過ごすように努めることが有効であることを示している。特に夕食後すぐの睡眠を避け、このタイミングで運動することの有

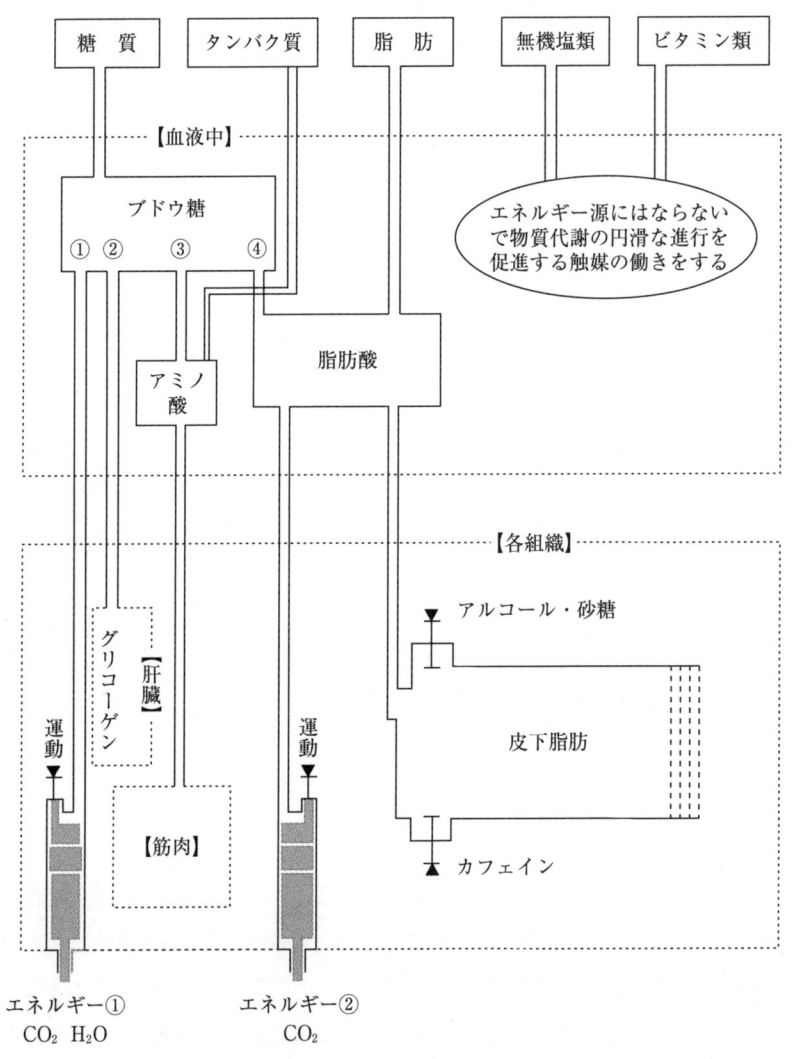

図1-4 エネルギー供給と代謝のモデル

効性が示唆される。ただし、睡眠中に体脂肪がつくられることを考えると、夕食後に限らず、朝食後や昼食後についても同じことが言える。したがって、体脂肪を減らすという観点からすると、例えば昼食直後の昼寝についても避けるほうが望ましいと考えられる。さらに、朝食、昼食、夕食以外のエネルギーを摂取する機会となる間食について、「貯蔵脂肪の分解は、食物、とくに炭水化物性食品を食べると抑制され、血中の脂肪酸レベルが急速に低下する。よって、絶食時間を長く確保することが、減量には有効であり、間食で脂肪分解を阻害しないことが大切である」と述べ、体脂肪を減らすためには間食や夜食を避けることが重要であると主張している。

浅野（1992）は、喫煙による心臓血管系機能の変化をもたらす主役はニコチンであることを示している。また、喫煙時の皮膚温低下は血管収縮によるものであり、毛細血管でこの血行阻害が生じると末梢組織の健康に悪影響を及ぼすと述べている。さらに、喫煙によりCOが吸収され、血液中の赤血球と結合してCO-Hbとなることで、赤血球本来の仕事である酸素の運搬を阻害してしまうと述べている。これらのことは、喫煙が血管収縮とCO-Hb量の増加によって、酸素運搬能力が低下し、基礎代謝量が低下するため、脂肪の燃焼がスムーズに行かなくなり、健康的なダイエットに悪影響を及ぼすことを示している。

松村・佐藤（2001）は、脂肪細胞の種類について、以下のように述べている。「脂肪細胞には、褐色脂肪細胞と白色脂肪細胞の2種類がある。俗に言う皮下脂肪・内臓脂肪とは、白色脂肪細胞を示し、その大部分は大きな油滴で占められている。白色脂肪細胞は、脂肪を貯蔵し運動のエネルギー源としての働きをもつ。このような働きは、飢餓状態にあっても飢えをしのぐことができる生体の防御機構であり、全身に分布していることが特徴である。一方、褐色脂肪細胞は、肩甲骨周囲や腋窩などの一部分に少量しか存在しないが、多数の脂肪細胞より成り、ミトコンドリアを豊富に含むため褐色に見える。褐色脂肪細胞内の脱共役蛋白質（UCP）の働きにより、体温保持や熱源のコントロールが行われる。この働きが十分でないと、代謝能力が衰え、太りやすい身体になってしまう」。また、瀧井（2007）は、肥満に関わる遺伝子について、「肥

満に関わる遺伝子は現在 200 種あるが、脂肪細胞には白色と褐色の 2 種類があり、白色細胞は全身、特にぜい肉の多い部分にみられ、食べすぎの食習慣が続くと、仲間を増やすことがわかっている。一方、褐色脂肪細胞は、限られた場所にしかなく少量で、しかも加齢と共に年々少なくなるが、ため込んだ脂肪を燃やし、エネルギーに変える働きをもっている」と述べている。さらに、松下ら (2004) は、白色脂肪 (WAT) が余剰のエネルギーを中性脂肪として貯蔵し、必要に応じて遊離脂肪酸を血中に放出するのに対し、褐色脂肪 (BAT) は遊離した脂肪酸を自らの細胞内で酸化分解し脱共役蛋白質 (UCP1) を介してエネルギーを消費するという全く逆の生理機能を持つと述べている。これらのことは、脂肪細胞にはエネルギーの貯蔵する役割の白色脂肪細胞と、エネルギーを消費する役割の褐色脂肪細胞が存在し、肩甲骨周辺や腋窩などに分布する褐色脂肪細胞が、人間の体温保持や熱源のコントロールを担い、その増減・活性化の有無が体脂肪の燃焼に影響を及ぼしていることを示している。

また、斉藤 (2003) は、褐色脂肪細胞の活性化に関して、以下のように述べている。「脱共役蛋白質 (UCP1) は、褐色脂肪細胞の β アドレナリン受容体の刺激によって活性化される。すなわち、寒冷暴露や多食などによる交感神経の活動亢進や β 受容体アゴニスト投与によって β 受容体が刺激されると、アデニル酸シクラーゼ→プロテインキナーゼ A →ホルモン感受性リパーゼと一連の酵素が活性化され、細胞内中性脂肪から脂肪酸が遊離する。この脂肪酸は、酸化分解されて熱源となるのみならず、UCP1 に直接作用して H＋チャネル機能を活性化する作用を持つ。β 受容体刺激は即時的に UCP1 熱産生を活性化すると同時に、T3 などと協調して UCP1 遺伝子発現促進、ミトコンドリア増生、褐色脂肪細胞増加を引き起こし、個体としての熱産生能力を高めてエネルギー消費を亢進させる。交感神経—β 受容体系は、細胞内機構で白色脂肪細胞での中性脂肪の分解も促進するので、遊離した脂肪酸が褐色脂肪 UCP1 によって熱へと散逸されることになり、全体として体脂肪を減少させることになる。実際、寒冷刺激やレプチンなどによる体脂肪の減少は、このようなメカニズムによっていると考えられる」。このことは、褐色脂肪細胞は寒冷

刺激などによって活性化され、体脂肪の減少に貢献することを示している。

　そして、植村ら（2007）は、体内の熱産生について、以下のように述べている。「肥満とは、体内に脂肪組織が過剰に蓄積した状態と定義される。脂肪組織を構成する脂肪細胞は、褐色脂肪細胞と白色脂肪細胞に機能的に二分される。褐色脂肪細胞は、蓄積した脂肪を酸化、分解して、その結果得られたエネルギーを熱として放散している『熱産生組織』である。褐色脂肪細胞は肩甲骨間や腎臓周辺に限局して存在する。褐色脂肪細胞はミトコンドリアを多く含有するが、このミトコンドリアに褐色脂肪細胞の熱産生能を担うタンパク質、UCP1が発現している。UCP1は熱産生を促進するが、これは主に交感神経の作用により制御されている。このことから、褐色脂肪細胞は寒冷下における体温の維持や過剰に摂取したエネルギーを熱として放散・消費する機能を有するものと考えられる。抗肥満という観点から考えれば、『熱産生組織』である褐色脂肪組織機能の亢進は有効な手段の一つであると考えられる。げっ歯類などの実験動物と異なり、ヒトでは新生児期を除き、褐色脂肪細胞は存在しないとされてきたが、近年の研究でヒト成人でも褐色脂肪細胞が高頻度に存在することが明らかとなった」。このことは、成人における褐色脂肪細胞の活性化が体温上昇を促進し、熱産生することで代謝が亢進されるため消費エネルギーを増大させることを示している。

　以上の生活習慣と体脂肪率の関連に関する研究より、効果的で健康的な減量行動を行う上で、カロリー計算などの煩雑な要素をできるだけ回避し、エネルギー摂取量を制限する方向よりもエネルギー消費量を増大する方向で考える方が望ましい結果が期待できること、比較的簡便に実施でき、かつ苦痛の少ない方法で、途中で中断や終了する必要のない行動（食事・運動・生活習慣）を行うことが重要であること、常に専門的な知識を持った指導者が直接関わるのではなく、一般の人々が自立的に生活習慣を変容していけるような方法を提供するのが望ましいこと、などが推察される。そのためには、まず一般の人々を取り巻く社会全体の風潮を含めた極端なやせ指向の現状を改善する必要性を示

し、自分自身の身体組成を正しく評価できる、あるいは目標となるべき具体的な指標を提案し、効果的で健康的な減量を実現しうる行動の実例を示していくことが必要と考えられる。実例として挙げられる行動は、基本的にエネルギー消費量を増大させる点を重視するものが良いと思われるが、中でも体温を高く保つこと、筋肉量を増やすこと、適切な絶食時間を確保することなどにより、基礎代謝を高い状態にするための行動は非常に重要と考えられる。例えば、ストレッチング運動やココアの摂取（テオブロミン摂取から起こる血管の拡張）により、血流量を増加させて体温を上げること、褐色脂肪細胞を冷却刺激することで体温を上げること、筋力トレーニングや適切な睡眠、タンパク質の積極的な摂取によって筋肥大させること、間食や夜食を回避して体脂肪分解を阻害しないこと、などがこれに当たる。加えて、体脂肪の蓄積が最も活発になるのが睡眠中であることから、就寝時までに余剰エネルギーを最小限にするために、早めに夕食を摂ってその後の時間を活動的に過ごすことも重要と考えられる。また、嗜好品ではコーヒーが体脂肪減量に効果的であるのに対して、たばこや酒は体脂肪減量を阻害する働きがあることが示されていることから、これら日常の身近な嗜好品についても検討する必要がある。そして、これらの行動について、単なる知識の提供にとどまらず、妥当な実施方法を提供しなければならない。すなわち、これらの行動を極端に制限したり強要したりするのではなく、人々の現実的な生活を考え合わせながら、かつさまざまな個人的な事情にもある程度対応できるような取り組み方を検討し、長期的な視野で取り組めるようにすることが必要と思われる。

（4）健康と福祉に関する研究

　社会福祉および人間福祉的な観点から、健康をとらえた報告には次のようなものがある。

　岡崎（1993）は人間福祉の概念について、以下のように述べている。「基本的には、人間の尊厳の確立であり、人間が人間として、当然に尊重されることである。それは人間の基本的人権の全面的保障と実現でもある。日本国憲法第

25条において、『①すべて国民は、健康で文化的な最低限度の生活を営む権利を有する。②国は、すべての生活部面について、社会福祉、社会保障および公衆衛生の向上及び増進に努めなければならない』とうたっているように、経済的福祉のみならず、精神的な福祉をも包含したものとして、人間の生存権が捉えられている。このような意味合いを持つ生存権が保障され、そのうえに、個人の自立性、自主性そして自己裁量権を最大限度に認めていこうというのが人間福祉の主眼である」。このことは、人間福祉が人々に対して、従来の社会福祉が主として果たしてきた支援の中でも精神的側面への支援により大きな主眼をおいて、人間の生存権を捉えたものであることを示している。

　山辺（2003）は、人間福祉の概念化において、社会福祉と人間福祉の概念整理の必要性を示し、住谷（1997）の論文を引用して以下のように述べている。「住谷馨は、日本国憲法第25条を根拠として、第二次世界大戦後に急速に社会福祉の法制度が体系化され、さまざまなサービスが展開されることによって、古典的な貧困への対応や一応の福祉問題への対応がなされてきたが、新たな貧困や福祉問題の対応については従来の福祉制度・サービスの体系では不十分であるとの見解を述べている。また、それゆえ新たな福祉の体系の必要性をとき、それが「人間福祉」であると提起している。これは、従来の社会福祉が依拠してきた措置制度などの制度体系や方法では、現代の福祉問題には対応できないことを示し、新しい福祉概念の構築の必要性を示唆している」。「住谷は、人間福祉は社会福祉の中にあって、社会福祉の限界状況を打破する理念的な役割を担うとして、人間福祉理念の構築を提唱している。また、人間福祉を医療、保健、教育等をも含む幅広い概念として捉えている」。これらのことは、人間福祉が従来の社会福祉制度体系では対応しきれなかった問題に対応するための、新しい福祉概念として位置づけられることを示している。また、憲法第25条が、「すべて国民は、健康で文化的な最低限度の生活を営む権利を有する」という文言を含んでいることに着目すると、人々の健康を支援することは、社会福祉実践の重要なものの一つととらえられるが、人間福祉が医療、保健、教育をも含む広い概念としてとらえられることを鑑みると、これは同時に人間福

祉の実践にとっても重要な意味を持つものと考えられる。

　結城（2003）は、健康および医療ソーシャルワーカー（MSW）の役割と今日的課題について、以下のように述べている。「近年、疾病構造の変化が進み、生活習慣病が国民の健康問題の中心的課題となっている」。「医師・看護師・栄養士などの医療モデルに準拠するスタッフは、病気は診ても、クライエントの生活全体を把握する視点の欠落が生まれやすい傾向にある。チーム医療を展開する過程において、MSWとしては、健康問題に起因する生活問題全体への丁寧なアセスメントを行うことが期待されている」。「MSWの役割は、クライエントが抱える健康問題への主体的な問題解決への取り組みを社会福祉の立場から援助するということである。そのことを通して、クライエントが自らのライフサイクルにおける自立的な生活力を回復し、経済基盤を安定的なものにするための就労への挑戦、社会保障制度の積極的な利用等の『権利としての社会福祉』を自らの生活再建の中で実現することが可能となるのである」。これらのことは、人々の健康おける今日的課題として、生活習慣病がその中心になっており、これらの問題を改善するためには、MSWの役割すなわちクライエントが抱える健康問題への主体的な問題解決への取り組みが、非常に重要なものであることを示している。

　以上の健康と福祉に関する研究より、人間福祉は社会福祉の中にあって、従来の社会福祉では対応が難しくなってきた新たな問題に対応する役割を担う概念としてとらえられる。また、人間福祉は、本来社会福祉にも含まれる医療、保健、教育の他、幅広い学問をより一層積極的に応用することにより、複雑化する人間と社会の関係およびその交互作用における諸問題に対応することをめざすものととらえられる。したがって、人々の健康を増進するための施策や指導を充実させることは、従来の社会福祉と人間福祉の両方の立場から意味があると考えられる。また、その健康支援の方法については、単に健康に良い方法を提供するだけでなく、できれば個人のライフスタイルにも踏み込んだ取り組みをめざすべきととらえられる。なかでも、今日生活習慣病が国民の健康問題

の中心的課題となっている点に着目すると、支援の対象となる人々の生活習慣に踏み込んだ取り組みが必要であると考えられる。そして、対象者の精神的な充足感や個別の生活事情にも十分配慮して、多様に活用できるものにし、最終的には対象者が自主的に、自らの生活習慣を改善する行動を習慣化するのをめざすことが望ましいと考えられる。

以上、これまでの研究・文献による考察から、女性のための健康ダイエット支援法を検討するにあたっては、いくつかの課題を設定する必要があると思われた。これについては、次節でまとめて詳しく述べることとする。

第3節 健康ダイエットの開発における課題

これまでの研究を踏まえ、女性の効果的な健康ダイエットを開発するために検討しなければならないと思われる課題を設定し（図1-5）、以下に述べる。

（1） 現状の問題に関する調査と加えておくべき知見

肥満に対する自己の認識に関しては、現状では男性よりも女性の方が肥満意識・減量行動とも問題意識が高く（矢倉ら，1996）、自分の体型について実際より過大に太っているという意識とやせ願望を持っている（外山ら，2000）。これらの認識や願望は、「やせなければオシャレになれない」「若い女性むけのファッションはスリム体型にあわせてつくられていることが多く、それを着ることで自分が若い女性であると自覚できる」「やせた体型を維持したり、きれいになる努力をすることが女性であり、その努力を行わなかったら、自分は女性というカテゴリーから逸脱してしまう」といった社会的風潮・背景が強く関係していると思われる。そのためこれらの女性らは、不必要もしくは危険な減量行動に取り組み、健康を害する可能性が高いと考えられる。したがって、この志向を是正する何らかの教育・支援が必要と考えられる。また、やせ指向は

第1章　女性のための健康ダイエット　33

現状の把握　←　先行研究および加えておくべき知見の検討

```
┌─────────────────────────────────────────────────────────┐
│　　　　　青年期女性の自己体型認識と体脂肪率の関係　　　　　　│
│　成人の前段階にあたる青年期女性の自己体型認識と体脂肪率の関係から現状の問題点を検証│
│　　　　　青年期女性における運動環境と身体組成の関係　　　　　│
│　青年期における運動環境と身体組成の関連から、運動習慣が体脂肪率に及ぼす影響について検証│
└─────────────────────────────────────────────────────────┘
```

効果的な健康ダイエットプログラムを提供するために新たに必要になる知見の検討

```
┌─────────────────────────────────────────────────────────┐
│　　　成人女性における健康についての自己評価から見た健康体脂肪率の検討　　　│
│　現状の標準体脂肪率を参考に、主観的健康感との関連から、健康体脂肪率を設定を試みる│
│　　　青年期および成人女性の身体組成における分節的評価の検討　　　│
│　全身とセグメントごとの体脂肪率の関係から、上肢・下肢・体幹部の標準体脂肪率分布を設定│
└─────────────────────────────────────────────────────────┘
```

効果的な健康ダイエットプログラムの開発を検討および検証

```
┌─────────────────────────────────────────────────────────┐
│　健康ダイエットにおける自己評価法「自己採点式ダイエット」の開発と検証│
│　人々が健康を維持し、効果的自立的に実施できるダイエットプログラムの開発を検討と検証する│
└─────────────────────────────────────────────────────────┘
```

```
┌─────────────────────────────────────────────────────────┐
│　女性が健康的に取り組めるダイエットプログラムの検討・支援法の開発・提供│
└─────────────────────────────────────────────────────────┘
```

```
┌─────────────────────────────────────────────────────────┐
│ 期待できる成果                                            │
│ 1. 人間福祉的効果：肥満者の減少により、生活習慣病患者、要介護者、高度肥満者の減少│
│                　と健康長寿者の増加など、人間福祉において極めて重要な要素である、│
│                　人々の健康生活を向上させる。            │
│ 2. 教育的効果　：健康に関する知識の定着、健康に対する意識と自己管理能力の向上、│
│                　心身に危険なダイエットの防止、正しいダイエット行動支援、何が誤│
│                　りでどうすべきかを判断できる能力を養成させる。│
│ 3. 経済的効果　：疾病発症率の低下により、国・自治体・企業の医療費負担が節減され│
│                　る。                                    │
└─────────────────────────────────────────────────────────┘
```

図1-5　本書で設定した課題と期待できる成果

小学生から芽生え始めており、初経後にその傾向が強まる（松浦，2000b）ことから、心身の変化が著しい思春期において、自分が成人女性であることの萌芽的な自覚が生まれることに伴い、成人女性と同様のやせ志向が芽生え始める可能性が示唆される。したがって、小学生および初経を迎える前後の中学生・高校生の女子に対して、正しい健康教育および指導が早急に必要であると考えられる。

　しかしながら、これらの見解は、身長と体重の関係により算出される BMI 値からアプローチしたものが多い。肥満は、正常者に比べて過剰に体脂肪量（率）が蓄積された状態であるため、体重ではなく体脂肪率からの評価をするべきである。しかし、体脂肪率から評価した研究は、大学生を対象にした研究が散見されるものの、それ以外の年齢層における状況について調べたものはあまり見当たらない。昨今における、やせ指向の低年齢化を考慮した場合、特に青年期の女性について調べる必要性は大きいことが示唆される。そこで、青年期女性の自己体型認識と体脂肪率の関係について明らかにし、現状の問題点について検証を試みることとした（第2章）。

　さらに、高度肥満者を減らすためには、小児期からの継続的な運動習慣が重要な意味を持つことから、これらを調べて実態をつかむことは重要である（大野，1991）。そこで、青年期女性における運動環境と身体組成の関連を調査し、運動習慣が体脂肪率に及ぼす影響について検証を試みることとした（第3章）。

（2）　新たに必要になると思われる知見

　ダイエットプログラムを行う際には、健康を損なわないようにする必要があり、そのためには、適正な目標体脂肪率を設定することが重要である（加藤，1997）。現在、全身の体脂肪率については、東京慈恵会医科大学の判定基準（1993）を標準体脂肪率として用いられているのが一般的である。しかし、この基準は標準とされる幅が比較的広いために、目標を絞り込みにくいという一面がある。そこで、標準範囲の中でも特にめざすべき体脂肪率を目安として示すことができれば、ダイエットプログラム実施者にとって、さらに有用な知見

になると考えられる。そこで、現状の標準体脂肪率を参考にしながら、主観的健康感を測定できるSF-36の調査と体脂肪率の測定を行い、正しいダイエット支援を行う際の新たな目標値である健康体脂肪率について検討することとした（第4章）。

　また、体脂肪の分布は個々によって異なるため、これらを身体組成の評価に活用することは、健康教育を支援する上で有用と考えられる。例えば、全身体脂肪率が同じであっても、上肢部の体脂肪率が高い人もいれば、体幹部の体脂肪率が高い人もいる。この値を正しく評価できれば、特にどの身体部位について体組成を改善すべきかを個別指導する際の目安になる。ただし、その指導にあたっては、脂肪を部分的に減らすのではなく、その部位の筋肉を増やすことで、結果的に体脂肪率を下げることを十分に説明する必要がある。なぜなら、脂肪を部分的に減らす、すなわち部分やせは科学的に不可能であることが複数の先行研究（大野，1991; 加藤，1997; 漆原，1999）で示されており、これに対して筋肉はトレーニングした部分だけを肥大させることが可能だからである。また、セグメントごとの体脂肪率が多いか少ないかの評価をするためには、基準となる標準値が必要となる。しかし、このセグメントごとの標準値なるものは、現在のところ一般的に示されていない。そこで、全身体脂肪率とセグメントごとの体脂肪率の関係から回帰式を算出し、上肢・下肢・体幹部の体脂肪率分布標準値を検討することとした（第5章）。

（3）効果的な健康ダイエットプログラムの内容検討と検証

　効果的なダイエットをするためには、体重ではなく体脂肪の減量を意識すること（大野，1991; 鈴木，1995; 漆原，1999）や、単品ダイエットに頼らず総合的にダイエットを考えることの重要性が指摘されており（大野，1991）、食事のバランスを保った上での摂取カロリーの抑制や全身的に継続的に取り組むことが大切であると考えられる。また、食事の内容だけでなく、運動の内容を工夫すること、および摂取制限より消費の拡大方法を念頭におくことが大切であり（コバート，1990）、特別な運動をしなくても、日常生活の中で運動量

を確保するように心がけるだけでも効果は期待できることが示されている（大野，1991）。さらに、理論と実践を100%完璧に行う減量計画をたてるのではなく、できるだけ心がけながら長く続けるように努力することが大切である（大野，1991）。これらのことから、身体のエネルギー代謝の仕組みを正しく理解し、脂肪燃焼を促進する食品の適切な摂取や行動、脂肪合成を促進する食品の抑制、食事・運動・休養・睡眠のタイミングなどに配慮したダイエット方法が求められていると考えられる。

　一方、ダイエットが続けられない原因としては、実施するその方法が煩雑なカロリー計算などを必要とする上に、それに従うのが困難（レミングトン，1987）な内容で、毎日続けるのが難しくなることが挙げられる。よって、継続性の高いダイエットは、比較的簡便に実施できる内容であることが必要と考えられる。また、実施者自身が自立的に実践できる方法を教授することが大切である（竹中，2008）ことから、自分のダイエット行動を自己評価できるようなプログラムの提供が必要と考えられる。そこで、これらのことを踏まえた上で、人々が健康を維持しながら効果的かつ自立的に実施でき、かつ自己評価できるダイエットプログラムとして「自己採点式ダイエット」の開発を試み、その内容について具体的に検討および検証することとした（第6章）。

第4節　健康ダイエットの意義と期待できる成果および仮説

（1）　健康ダイエットの意義と期待できる成果

　女性が健康を維持しながら効果的に実施できるダイエットプログラムについて検討し、具体的な支援法を開発・提供することの意義と期待できる成果については、主に次の3点が考えられる。

　第1に、人間福祉的効果が挙げられる。肥満予防・改善に効果的なプログラムの提供により、今や深刻な社会問題になっている肥満者の数を少しでも減少させることで、生活習慣病患者、要介護者、高度肥満者の減少と健康長寿者

の増加など、人間福祉において極めて重要な要素である人々の健康生活およびQOLを向上させることができる。また、絶えず専門家の指導・支援を受けるのではなく、実施者自身が長期的かつ自主的に行って自己評価ができるプログラムを提供することで、人々に自立した健康生活を定着させることができる。さらに、極端な食事制限など、心身に対して大きなストレスとなるような要素の排除を慎重に検討したプログラムを提供することで、人々の発育発達不全、拒食症や過食症といった摂食障害、栄養不良による骨粗鬆症の他、ストレスに起因する鬱病などの発症を抑制する効果も期待でき、若年層における心身の健全な成長にも貢献すると考えられる。

　第2に、教育的効果が挙げられる。どのように留意して生活すれば、肥満を予防・改善できるかを日常から意識することにより、健康に関する知識が定着し、人々の健康に対する意識と自己管理能力の向上が期待できる。特に女性における心身に危険なダイエットの防止と効果的なダイエットの支援法を示すことで、もしメディアなどによって、健康を損なう恐れのあるダイエット方法が勧められても、何が誤りでどうすべきかを判断できる能力が養成され、自己の体型に対する不必要な心配や過剰な反応といった精神的ストレスを回避できるようになると考えられる。

　第3に、経済的効果が挙げられる。現在、国民医療費は毎年増加（平均で毎年約6%前後）しており、高齢化によってますます拍車がかかると予測されている（倉持，2003）。この現状において、人々の生活習慣病による疾病発症率を低下させることができれば、国だけでなく自治体や企業が負担している医療費や健康指導費の節減につながる。一般に雇用者は、被雇用者だけでなくその扶養家族の健康保険も負担しているので、例えば扶養家族の健康を向上させるようなセミナーを積極的に開催し、本書で示すようなプログラムを提供することは、結果的に医療費負担の軽減という大きな効果を得る可能性があると思われる。したがって、この負担の軽減は各団体の経済的利益を増大させることにつながり、その差益分については人間福祉を含む、さらに必要とされる他の政策に充てることができるようになるとも考えられる。

（2）健康ダイエットの支援に関する仮説

　ダイエットに対して特に関心が高い成人女性が、自主的かつ健康的に体脂肪を適正にコントロールできるようになれば、肥満者をはじめ生活習慣病患者、要介護者が減少し、健康長寿者が増加すると思われる。しかし、そのためには成人になるまでの正しい教育の必要性を明らかにし（第2章）、幼少期からの運動習慣の重要性を示し（第3章）、成人女性が目標とすべき体脂肪率（第4章）やコントロールすべき身体部位（第5章）など具体的なダイエットの方向性と効果的な方法（第6章）を示すことが重要であると考えられる。よって、各章の課題について以下の仮説を考えた。

　　仮説1：女性の減量行動には、危険性が高いものが多く、正しい健康教育の必要がある。
　　仮説2：日常の運動環境は、身体組成に影響を及ぼす。
　　仮説3：「健康体脂肪率」を提案は、具体的な数値目標となり、健康教育に貢献する。
　　仮説4：体脂肪率の分節標準値の設定は、効果的なダイエット教育に貢献する。
　　仮説5：比較的簡便で自主的に実施できる「自己採点式ダイエット」は、効果的なダイエット行動と有効な自己評価を実施しうる方法の一つである。

　以上で示した、仮説1および仮説2から得られた知見を踏まえ、仮説3から得られた健康体脂肪率を健康的ダイエットの目標値とし、仮説4から算出された分節標準値と教育現場での活用法を有効に活用し、仮説5で効果が検証された具体的方法を実施していくことにより、健康的ダイエットが実現される可能性が高いとの仮説を立てた。そして、本書を有効に活用すれば、全般的に成人女性の健康生活を向上させ、疾病発症率の低下により、国・自治体・企業の医療費負担の節減が期待できると考えられる。また、健康に関する知識の定着、健康に対する意識と自己管理能力の向上が期待できるので、メディアなど

で不健康なダイエット方法が取り上げられても、迷うことなく自分の判断でそれを回避できるようになると思われる。その結果、身体的なダメージを回避するだけでなく、自己の体型に対して不必要な心配や過剰な反応といった精神的ストレスを回避することができるようになり、心身の教育的効果も期待できると考えられる。

第5節　本書で用いた用語の定義

本書で用いた用語について、以下にその定義を注記する。

　ダイエット　ここでは本来の意味である「食事」ではなく、一般的に使用されている「体脂肪の減量」という意味で定義した。

　ダイエットの支援法　ダイエットを行うにあたり、本当にダイエットが必要であるか、目標とする体脂肪率はどの程度か、どの部位を重点的に改善するか、食事、運動、生活習慣を具体的にどのように改善していくかなど、本書で記された研究から得られた示唆を具体的に示したものを、ダイエットの支援法と定義した。

　健康な状態　WHOの定義では、「健康とは精神的、身体的および社会的に完全に良好な状態のことで、単に病気や病弱でないというだけのものではない」とされている。ここでは、この精神・身体・社会の相互作用も含めて、人間として幸福な状態を健康な状態と定義した。

　主観的健康感　自分の健康について自己評価したものとして、健康関連QOL尺度の代表的な調査、SF-36によって示される得点を、主観的健康感と定義した。

　健康体脂肪率　主観的健康感を示すSF-36の下位項目より身体的健康度を求め、その最も高い値を示す人々の体脂肪率を、健康体脂肪率と定義した。

　セグメント　人間の身体組成を全身ではなく、上肢、下肢、体幹部の部位別に分けて評価することをセグメントごとの評価と定義した。

第2章

青年期女性における自己体型認識と体脂肪率

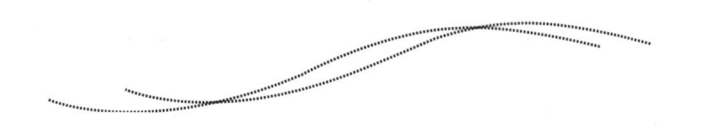

　本章では、効果的な健康ダイエットプログラムを開発するにあたり、現状調査として加えておくべき知見の一つとして、青年期女性における自己体型認識と体脂肪率について論考する。

第1節　青年期女性の特徴と社会的背景

　近年、若者の間では痩身願望が強く、無理なダイエットのために健全な心身の発達に障害をきたす恐れがあることが指摘されている（細川, 1985; 河合ら, 1985; 竹内ら 1987）。例えば、極端な食事制限によって摂取される栄養素のバランスを失い、筋肉や内臓、神経にも悪影響を与えてしまう身体的ダメージの他、これに加えて強い空腹感を我慢し続けることで起こるストレスで、神経症に陥ってしまう可能性もある。しかし、この自分の体重を減らしたい、スレンダーな身体でいたいといった痩身志向は、今や社会的な圧力となり（Connor-Greene PA, 1988; Ritchie J, 1988）、青年期にとどまらず、小学生においてもその志向が認められている（松浦, 2000b）。よって、年齢や性別を問わず、自己の体型に対する関心は非常に高いものと考えられるが、正しく自己の体型

を認識しているかについては疑わしい。特に青年期の女性においては、自己の体型を実際よりも過度に太っていると誤認する者が多いとの報告がある（外山ら，2000）。そして、このような痩身志向者のなかには、減量行動へとつながり（井上ら，1992；矢倉ら，1993；1996）、さらにはダイエットを契機として家庭内における親との関係（過保護・過干渉など）によるストレス、学校や職場などにおける不適応など、さまざまな心理的・社会的問題が重なり合って摂食異常を誘発する者がいるなどの問題が指摘されている（高木，1991）。したがって、成長が著しい年齢層における誤った痩身願望や体型認識の是正・教育を行い、支援することは、健康上の深刻な事態の発生を予防するために極めて重要であると思われる。

　自己の体型意識に関するこれまでの研究は、女子大学生（竹内ら，1987；楠ら，2000；外山ら，2000）や思春期周辺の若者（細川，1985；河合ら，1985；矢倉ら，1993；1996）、小学生（中村ら，1999 松浦，2000b）などを対象として、主として身長と体重に基づく体格指数（body mass index=kg/m^2：以下 BMI）から検討されてきた。BMI は、簡便な評価法として利点があるものの、肥満を正常者に比べて体脂肪が過剰に蓄積した状態と仮定すれば、身長に対する体重のみからの判定には限界がある。よって、肥満度または体型の評価法としては、BMI や周囲径に加えて、体脂肪率から観察する方法が必要と思われる。なかでも近年開発された生体インピーダンス法（bio-electrical impedance method: BI 法）は、水中体重秤量法や体水分法の基準的な評価法に比べて、測定手技が簡便で、被検者への身体的負担が少なく、客観性や信頼性（Lukaski HC et al., 1985; Segal KR et al., 1985; Lukaski HC, 1987; 田中ら，1990; 中塘ら，1991）および妥当性（Keller B and Katch FI, 1985; 1986; Lukaski HC et al., 1985; Lukaski HC and Bolonchuk WW, 1986; Segal K.R et al., 1988）に優れていることが内外の多くの研究者に認められている。

　そこで本章では、自己の体型を適正に認識させるために教育上必要な知見を得るため、女子高校生を対象としたBI法による体脂肪率測定と、自己の体型に対する認識（自己体型認識）調査から、その関連性について考察する。

第2節　青年期女性の体型認識調査と体脂肪率測定

　青年期女性の自己体型認識と体脂肪率の実態を調査するため、大阪府下の公立高校女子生徒143人（15.6±0.66歳：平均値±標準偏差）を対象に、自己の体型に関するアンケート調査ならびに体脂肪率測定を実施（2002年7月）した。アンケート調査は、外山ら（2000）の方法に準じて、自己体型認識、体重および体脂肪率に対する調整希望の有無などについて、記名自己記入法により行い、その場で回収した。自己体型認識については「太っている」「やや太っている」「普通」「やややせている」「やせている」の5項目、体重調整希望については「体重を増やしたい」「このままでよい」「体重を減らしたい」の3項目、体脂肪率については「体脂肪率を増やしたい」「このままでよい」「体脂肪率を減らしたい」の3項目、から選択させた。

　また、体脂肪率は、身長の測定とアンケート調査の後に、タニタ製体組成計（BC-118）を使用して測定した。この測定は、従来の方法に準じて、食後2時間以上経過した空腹時とし、かつ排尿後の条件下で行った。両掌と両足底は、濡れたタオルで清拭し、服装は、予め重量を計測した運動服とした。

　統計処理は、統計ソフトSPSS for Windows 11.0Jを用いて分析した。また、統計的な有意水準は、危険率1%（$p<0.01$）とした。

（1）対象の身体的特性

　対象の年齢、身体的特性および体脂肪率の平均値、標準偏差、最大値と最小値は、表2-1に示した。対象の身長、体重は、同年代の平均値（文部科学省スポーツ・青少年局：体力・運動能力調査報告書、2001: 157.77±5.20cm, 51.87±6.55kg）と比較して有意な差はなかった。また、図2-1は体脂肪率別のヒストグラムであるが、平均27.05±4.25%でほぼ正規分布を成し、全体の50.3%が体脂肪率25～30%の範囲に属した。これらのデータから、今回の対象は、ほぼ平均的な女子高校生であることが認められた。

表2-1 対象者の特性

	平均値±標準偏差	最大値	最小値
年齢（歳）	15.63±0.66	17	15
身長（cm）	158.55±4.83	169.8	146.0
体重（kg）	53.23±6.25	83.3	39.2
体脂肪率（%）	27.05±4.25	43.7	18.0
BMI（kg/m²）	21.15±2.10	31.66	16.83

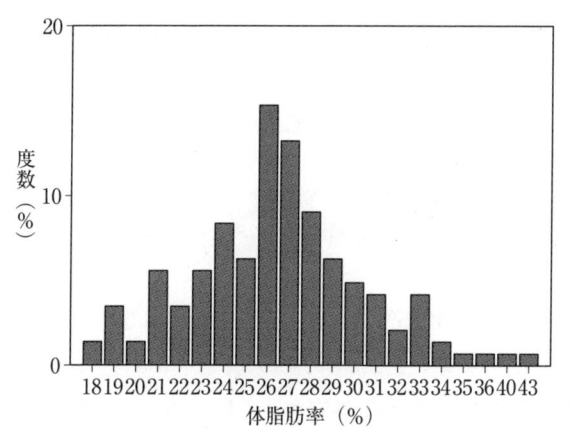

図2-1 実測体脂肪率の分布状況

（2） 自己体型認識

　自己体型認識は、全体からみると「やや太っている」と認識していた者が42.0%と最も多く、次いで「普通である」30.8%、「太っている」21.0%の順となっていた。「やややせている」と「やせている」とした自己体型認識は、それぞれ4.2%、1.4%に過ぎなかった。図2-2は、体脂肪率ごとにその範囲に属する人の自己体型認識を割合で示したものであるが、体脂肪率が高くなるにつれて「太っている」と自己体型を認識している割合が高くなる傾向にあった。また、体脂肪率35%以上では、全員が「太っている」と認識していた。肥痩の判定基準については、先行研究（Huenemann RL et al., 1966; 日本肥満学会編集委員会編：肥満・肥満症の指導マニュアル〈第2版〉, 2001）を参考に

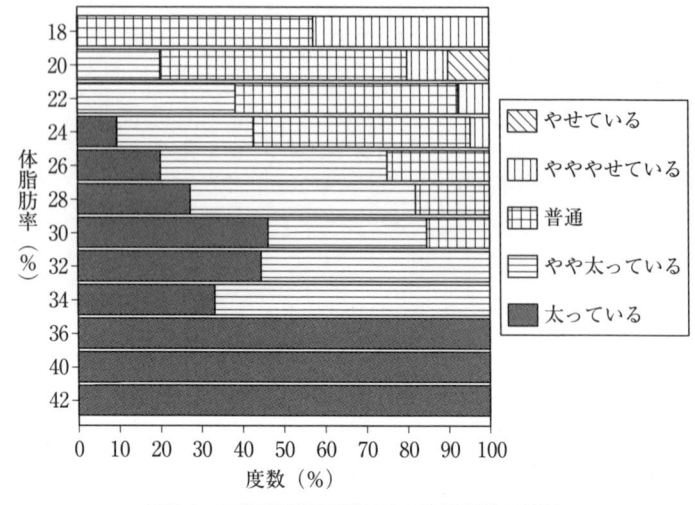

図2-2 実測体脂肪率別にみた体型認識の状況

して、ここでは体脂肪率35％以上を「重度の肥満」、30％以上35％未満を「肥満」、20％以上30％未満を「正常」、20％未満を「るい痩」に分類した。それによると、体脂肪率で「正常」と判定される範囲に属する者の60.4％は、「太っている」または「やや太っている」と認識していた。体脂肪率から「るい痩」と判定される者であっても、57.1％は「正常」と認識しており、自己体型を実際よりも太っていると認識している傾向が認められた。

一方、自己体型を判断する要因（複数回答）は、回答比率の高い順に「標準体重から判断して」47.6％、「体の一部分から判断して」35.0％、「誰かと比べて」31.5％、「人から指摘されて」23.8％、「体脂肪率から判断して」14.7％、「その他」7.0％であった。この結果から、対象者は自己体型を判断する際に、体脂肪率よりも体重や見かけのサイズを優先していると考えられた。

（3）体重および体脂肪率に対する調整意識

体重に対する調整意識ついては、「体重を減らしたい」が81.1％と大きな割合を占め、次いで「このままでよい」が14.0％、「わからない」が2.8％、「体

重を増やしたい」が2.1%の順となっていた。体脂肪率については、「体脂肪率を減らしたい」が72.7%で最も高く、次いで「わからない」20.3%、「このままでよい」4.2%であった。「体脂肪率を増やしたい」という調整意識は、皆無であった。しかし、「体重を減らしたい」と回答した者のうち76.7%、「体脂肪率を減らしたい」と回答した者のうち76.9%は、体脂肪率が30%未満の「正常」もしくは「るい瘦」に属する者であった。さらに、体脂肪率による「正常」および「るい瘦」の者において、実際にダイエットの経験を有する者は、全体のそれぞれ22.4%および25.2%であった。なかでも体重の減量希望者中の36.0%、体脂肪率の減量希望中の45.0%が、実際にダイエットの経験していた。

（4）希望体重と希望体脂肪率

図2-3には、実測の体重と希望体重（左図）および実測の体脂肪率と希望の体脂肪率（右図）を示した。希望体重は、回答率69.9%（100名）であり、48.5±4.8kgと、実測の体重53.8±6.0kgに比べて有意な低値であった。一方、希望体脂肪率の回答率は、48.3%（65名）と希望体重の回答者に比べてやや低

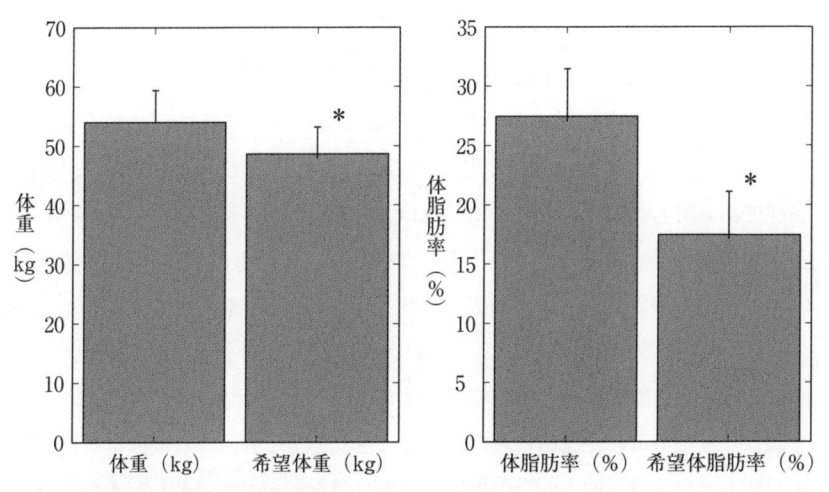

図2-3 実測した体重および体脂肪率（左棒）と希望体重および体脂肪率（右棒）の関係
（平均値±標準偏差）（＊：p＜0.01）

値であり、17.3±3.8%と実測体脂肪率の27.2±4.0%に比べて、有意な低値であることが認められた。なかでも体脂肪率は20%を下回る値を希望する傾向がみられ、「正常」の範囲あるにもかかわらず、平均10%にもおよぶ体脂肪率の減少をめざしている者が多く、痩身志向が明確に現れていることを示す結果となった。

第3節　青年期女性の自己体型認識と体脂肪率の関係

自己体型認識のアンケートの回答結果では、「やや太っている」「普通である」「太っている」の順に多かった。また、体脂肪率が高くなるにつれて「太っている」と認識している割合が高くなる傾向がみられ、体脂肪率と自己体型認識の間には一定の関係が存在すると考えられた。これを肥痩の判定基準と比較してみたところ、体脂肪率で「正常」と判定される範囲に属する者の約6割が、「太っている」または「やや太っている」と認識しており、「るい痩」と判定される者の約6割弱が「正常」と認識していた。このことから、今回の対象である平均的な体格を持つ女子高校生は、自己の体型を実際に判定されるよりも過大に太っていると認識している傾向があると考えられる。矢倉ら（1996）は、思春期周辺の若者のるい痩願望について調査し、高校生女子の90%以上が「るい痩」を願望していることを報告している。さらに、非肥満群であっても、女子高校生の52.9%は、「肥満」という意識をもっていることが報告されている。また、外山ら（2000）は、平均年齢18.4±0.7歳の女子学生の自己体型認識について調査し、48.5%の者が「やや太っている」と認識し、「やや痩せている」が4.7%、「痩せている」が2.2%と報告している。これらの結果から、女子高校生は、多くの者が太っていると思い、また「るい痩」を願望していることが認められた。一方、自己体型を判断する要因は、標準体重や他人との比較、他人からの指摘によるものなどが大きいととらえられ、体脂肪率から判断される割合は少なかった。このことから、対象者は自己体型を

判断する際に、体脂肪率よりも体重や見かけのサイズを優先していると考えられ、体脂肪率の重要性に関する教育の必要性があると思われる。

　体重や体脂肪率に対する調整意識ついては、「減らしたい」がそれぞれ7割以上の大きな割合を占め、「このままでよい」「わからない」「増やしたい」という調整意識は非常に少なかったことから、多くの女子高校生が体重や体脂肪率を減らしたいという希望を持っていると考えられる。しかし、この「減らしたい」と回答した者のうち7割強は、体脂肪率が30％未満の「正常」もしくは「るい痩」に属する者であったことから、非肥満者が自己の体型を実際より太っていると思う錯誤または不認識によって、不必要な減量願望を持つ者が多いことを示唆している。さらに、体脂肪率による分類で「正常」および「るい痩」に属する者で実際にダイエットの経験を有する者が、全体のそれぞれ22.4％および25.2％を占め、体重の減量希望者中の36.0％、体脂肪率の減量希望中の45.0％が、実際にダイエットの経験していた。この結果から、女子高校生の不必要な減量行動あるいはこの行動の可能性が示唆され、さらには生理の不規則、立ちくらみ、疲れやすい、イライラなどの身体的・精神的な不健康に影響することが考えられる。井上ら（1992）の報告によれば、前述の自覚症状を訴える女子高校生は、「よくある」と「たまにある」を合わせれば、それぞれ50.8％、62.1％、76.3％、66.4％と高率を示すことが明らかにされている。

　希望体重と希望体脂肪率については、いずれも実測の測定値に比べて有意に低値を示した。体脂肪率については20％を下回る値を希望する傾向がみられた。また、希望体脂肪率の回答率は、希望体重の回答率に比べて、やや低値であった。「正常」の範囲あるにもかかわらず、平均10％にもおよぶ体脂肪率の減少をめざしている者が多い現状は、体脂肪の重要性（必須脂肪）や急激な減量に対する危険性に関する教育の必要性および重要性を示唆している。目崎（1992）は、体脂肪率が低いほど月経異常率が高くなり、しかも初経発来には17％以上の体脂肪率、正常な月経周期の確立には22％以上の体脂肪率が必要であることを述べている。ここで指摘されている体脂肪率の必要性と前述の身体異常をもたらす目標を希望している女子高校生が多いことを考えれば、これら

の女子高校生に対しては、体脂肪に関する正しい知識の提供が明らかに必要といえる。このこと（教育の必要性）は、回答率が低値であり、体脂肪率の「正常値」に関する認識の低さからも推察できよう。さらに、このような「やせ志向」をもたらす要因として、やせ体型を極端に賞賛するメディアの影響や「やせなければ美しくない」といった風潮が圧力になっていると考えられるため、女子高校生のみならず、その周辺にいる家族や教師をはじめ、社会全体に向けて極端な「やせ体型への賞賛」を是正すべく、働きかけていく必要性が示唆された。

以上の成績から、女子高校生の自己体型認識は、「やや太っている」あるいは「太っている」と誤認識している傾向があると考えられた。しかもこの認識は、体重や見かけのサイズを優先したことによる可能性がある。また、この傾向は、目標とする体脂肪率が17％前後の「るい痩」であるにもかかわらず、さらに減量を希望する者が少なくない状況を生み出しているとも考えられる。これらの結果は、高校生以外を対象とした先行研究（外山ら，2000）とも一致するものである。また、このことは痩身志向に関する情報の是正とともに、同年齢層の減量行動への慎重な対応と教育の必要性があることを包括しており、健康上深刻な問題も起こりうることを示唆している。

第4節　ま　と　め

本章において、女子高校生を対象として、自己の体型に対する認識（自己体型認識）を体重と体脂肪率の関連から検討した結果、以下のことがいえる。

平均的な身体的特性（身長：158.6±4.8cm、体重：53.3±6.2kg、体脂肪率：27.1±4.2%）を有している女子高校生を対象に分析した結果、自己体型については、全体の42％が「やや太っている」と認識しており、体脂肪率が高くなるにつれて「太っている」と認識している者の割合が増える傾向にあった。

また、自己体型認識を判断する要因については、「体脂肪率からの判断」に比べて体重や見かけのサイズを優先した要因による傾向を示した。

　体重および体脂肪率に対する調整意識については、「正常」あるいは「るい痩」であるにもかかわらず、全体の81.1%が「体重を減らしたい」、72.7%が「体脂肪率を減らしたい」と意識していることが認められた。この結果は、不必要な減量の希望者が多いことを示しており、ダイエットの経験者も含まれていた。体重と体脂肪率に関する希望は、両者とも実測値より有意な低値であり、体重では平均5kg、体脂肪率では平均10%の減量を希望していた。また、希望体脂肪率は、約17%の「るい痩体型」であった。

　以上の成績から、本章では、青年期女性における減量の危険性を考察し、教育の必要性を示唆した。ただし、日本の女性における体脂肪率の現状および健康に必要な適切（至適）体脂肪率に関しては、さらに継続的に検討・研究すべき重要課題と考えられる。

第3章
青年期女性における運動環境と身体組成

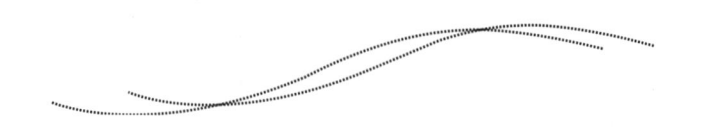

　本章では、効果的な健康ダイエットプログラムを開発するにあたり、現状調査として加えておくべき知見の二つ目として、青年期女性の運動環境と身体組成について論考する。

第1節　青年期女性の運動と発育発達

　現在、教育の個性化の流れにより、公立の高校でもさまざまなカリキュラムが工夫され、数多くの専攻学科が設立されるようになった。体育・スポーツを専攻として掲げる高校もその一つであり、体育科・スポーツ健康科学科などの名称を持つ学科を開設する高校が多数出現している。例えば、1980年に大阪府の公立高校として最初に体育科を設置したS高等学校では、「優れたスポーツ競技者、将来のスポーツ指導者およびスポーツ科学者を目指す」、という目的を掲げ、カリキュラムの中に、理論と実践の両面から学習させる内容が盛り込まれている。同校では、これまでにオリンピック選手をはじめ、プロ野球選手や中学、高校、大学の体育教員など、スポーツ関連の仕事に従事する者を数多く輩出し、一定の成果をあげている（大阪市立桜宮高等学校学校案内,

2003)。

　一方、上記の例に代表される体育・スポーツ関連を専攻する高校生は、中学時代から体力に優れ、特定の競技で高度な技術を有するなど、一般の平均的な高校生とは入学当初から異なる身体要因を持つことが推察できる。また、カリキュラムや運動への取り組み方といった運動環境の違いから、同じ年齢であっても身体組成に差があることが予想できる。なお、ヒトの身体組成について検討したものとしては、中学校における運動部の活動が身体組成に及ぼす影響(川上ら，1996)、自己体型認識と体脂肪率の関係（外山ら，2000; 本書第2章）、経年的変化についての検討（渡辺ら，1998; 中村ら，1999）、スポーツ競技記録との関連（中塘ら，2003）、基礎代謝量への影響（薄井ら，2003）など、さまざまな報告がある。しかし、青年期女性、とりわけ中・高校生における運動環境の違いが身体組成に及ぼす影響については、詳細に検討されていないように思われる。思春期から青年期においては、身体の発育発達が著しいだけでなく、生涯にわたって身体組成を形成していく上で重要な時期ととらえられる。このため、この時期における運動環境の違いが、身体組成にどのような影響を及ぼしているのかを明らかにすることは、身体的発達を効果的に導き、しかも、より高質な体育・スポーツ教育の実現のための有益な知見を得る可能性が高いといえる。

　そこで本章では、青年期女性の健康教育における有益な知見を得ることを目的として、同一校で体育・スポーツ関連の学科と普通科に所属する男女高校生を対象として行った、健康と運動に関する調査、身体の周囲径測定および第2章と同様のBI法による身体組成測定から、青年期女性における運動環境と身体組成の関連性について考察する。

第2節　青年期女性の運動環境の調査と周囲径および体脂肪率測定

　青年期女性の身体周囲径、体脂肪率、およびこれまでの運動環境などの実態を調査するため、体育専門科と普通科を併設する大阪府下の公立高校1年生男女生徒200名（男子107名：15.28±0.45歳、女子93名：15.28±0.45歳、平均値±標準偏差）を対象に、運動の実施状況に関するアンケート調査、身体の周囲径ならびに組成の測定を実施（2002年7月）した。アンケート調査は記名自己記入法を用いて、その場で配布し、回収した。アンケートの内容は、性別、年齢の他、現在および過去の運動実施状況や所属専攻学科（体育科・スポーツ健康科学科・普通科）について調査するものであった。身体周囲径は、左右の上腕囲、胸囲、臍囲、臀囲、左右の大腿囲、左右の下腿囲を測定対象とした。身体組成は、全身、四肢、体幹部の組成を評価できるタニタ製体組成計（BC-118）を使用し、従来の方法に準じて、食後2時間以上経過した空腹時かつ排尿後の条件下で測定した。その際両手掌と両足底は濡れたタオルで清拭し、服装はあらかじめ重量を計測した運動服とした。

　統計処理には、統計ソフトSPSS for Windows 11.0Jを用いた。なお、有意差については対応のないt検定を用いて検定し、有意水準は危険率5％（$p < 0.05$）とした。

（1）対象の身体的特性

　対象の年齢、身体的特性の平均値と標準偏差は、表3-1に示した。対象の身長、体重は、同年代の平均値（文部科学省スポーツ・青少年局：体力・運動能力調査報告書，2001：男子169.71±5.71cm, 60.44±8.50kg，女子157.77±5.20cm, 51.87±6.55kg）と比較して有意な差はなかった。したがって、今回の対象は、ほぼ平均的な体格を有する高校生男女であることが認められた。

表3-1　対象の身体特性（平均値±標準偏差）

	男子（n = 107）	女子（n = 93）
年齢（歳）	15.28 ± 0.45	15.28 ± 0.45
身長（cm）	169.13 ± 5.82	158.23 ± 5.02
体重（kg）	59.61 ± 7.07	53.16 ± 6.85
BMI（kg/m^2）	20.83 ± 2.18	21.20 ± 2.29

（2）身体および健康への関心度による比較

　表3-2は、対象者の身体および健康への関心度について、アンケートの回答結果から得られた平均値を体育専門科（体育科・スポーツ健康科学科：以下「S群」）と普通科（以下「N群」）で比較したものである。回答は、睡眠時間については実時間を、健康度の自己評価を100点満点で、その他の項目については5段階（5.大変そう思う、4.ややそう思う、3.普通、2.あまりそう思わない、1.全くそう思わない）で記入させた。その結果、男子では、「健康にどのぐらい関心があるか」「多くの病気は日々の心がけで避けられるもの」の2項目においてS群がN群より有意に高い値を示した。しかし、主観的な健康度や体力、健康の自己評価点数については有意な差は認められなかった。一方、女子においては、「健康にどのぐらい関心があるか」についてS群がN群より有意に高い値を示し、「睡眠時間」についてはS群がN群より有意に低い値を示した。しかし、男子同様、主観的な健康度や体力、健康の自己評価点数については有意な差は認められなかった。

（3）運動経歴による比較

　表3-3は、対象者の運動経歴について、アンケートの回答結果から得られた平均値をS群とN群で比較したものである。回答は、現在、小学生時代、中学生時代のそれぞれについて、運動の有無（5.よく運動する、4.運動する、3.普通、2.あまり運動しない、1.全くしない）、頻度（1.週に4回以上、2.週に2～3回、3.週に1～2回、4.月に1～2回）、1回の運動時間（1.20分未満、2.20～40分未満、3.40～60分未満、4.60～120分未満、5.120分以上）、

表3-2　健康に関するアンケート調査の学科別比較
　　　平均（S.D）　※有意水準　＊：p＜0.05　＊＊：p＜0.01　＊＊＊：p＜0.001

	男子		
	体育専門科（n＝65）	普通科（n＝42）	平均値の差
健康であるか	3.98　(0.81)	3.76　(0.73)	0.22
健康度自己点数（点）	74.40　(18.36)	74.64　(13.75)	−0.24
体力があるか	3.36　(0.93)	3.02　(0.90)	0.34
睡眠時間（時間）	6.32　(0.73)	6.61　(1.22)	−0.29
健康への関心度	3.88　(0.98)	3.29　(0.92)	0.59　＊＊
健康は日々の努力	4.16　(1.00)	4.10　(1.01)	0.06
病気は心がけ次第	4.17　(0.94)	3.79　(1.05)	0.39　＊
健康への留意度	3.41　(0.93)	3.19　(0.80)	0.22
仕事より健康優先	2.70　(0.78)	2.83　(0.92)	−0.13
精神的疲労がある	2.77　(1.06)	2.66　(0.91)	0.11

	女子		
	体育専門科（n＝54）	普通科（n＝39）	平均値の差
健康であるか	3.98　(1.00)	3.92　(0.70)	0.06
健康度自己点数（点）	72.04　(19.35)	71.38　(14.86)	0.65
体力があるか	3.19　(0.78)	2.97　(0.78)	0.21
睡眠時間（時間）	5.93　(0.74)	6.55　(1.25)	−0.63　＊＊
健康への関心度	3.74　(0.89)	3.23　(0.87)	0.51　＊＊
健康は日々の努力	4.11　(0.74)	4.18　(0.79)	−0.07
病気は心がけ次第	4.02　(0.86)	4.00　(0.94)	0.02
健康への留意度	3.28　(0.92)	3.08　(1.00)	0.19
仕事より健康優先	2.70　(1.10)	2.80　(0.96)	−0.10
精神的疲労がある	2.43　(0.96)	2.46　(1.02)	−0.04

単位のない項目は間隔尺度

長距離走と短距離走の得意度（3.得意、2.普通、1.苦手）などについて、それぞれの選択肢より選ばせた。統計処理は、運動頻度と1回の運動時間については実際の値を把握しやすくするために選択された項目の代表値を使用し、その他の項目については間隔尺度で検討した。その結果、男子については、現在の運動の有無、運動頻度、1回の運動時間および中学生時代の運動の有無、運動

表3-3 運動状況に関するアンケート調査の学科別比較
平均 (S.D) ※有意水準 *：p＜0.05 **：p＜0.01 ***：p＜0.001

	男子		
	体育専門科（n=65）	普通科（n=42）	平均値の差
	現在の運動状況		
運動の有無	4.95 (0.28)	4.07 (1.30)	0.88 ***
運動頻度（回／週）	4.00 (0.00)	2.98 (1.55)	1.02 ***
1回の運動時間（分）	118.00 (10.03)	90.71 (45.18)	27.29 ***
長距離走の得意度	1.89 (0.69)	1.66 (0.62)	0.23
短距離走の得意度	2.12 (0.60)	2.05 (0.63)	0.07
	小学生時代の運動状況		
運動の有無	4.25 (1.12)	3.95 (1.01)	0.30
運動頻度（回／週）	2.65 (1.09)	2.67 (1.26)	−0.02
1回の運動時間（分）	86.46 (36.29)	73.33 (36.74)	13.13
長距離走の得意度	1.84 (0.74)	1.76 (0.66)	0.09
短距離走の得意度	2.36 (0.68)	2.22 (0.72)	0.14
	中学生時代の運動状況		
運動の有無	4.86 (0.43)	3.85 (1.17)	1.01 ***
運動頻度（回／週）	3.93 (0.32)	3.05 (1.39)	0.89 ***
1回の運動時間（分）	112.92 (14.44)	83.10 (39.66)	29.83 ***
長距離走の得意度	2.09 (0.77)	1.73 (0.71)	0.36 *
短距離走の得意度	2.27 (0.65)	2.12 (0.64)	0.14

	女子		
	体育専門科（n=54）	普通科（n=39）	平均値の差
	現在の運動状況		
運動の有無	4.89 (0.42)	3.03 (1.39)	1.86 ***
運動頻度（回／週）	3.97 (0.20)	2.01 (1.72)	1.96 ***
1回の運動時間（分）	115.37 (16.56)	42.82 (47.35)	72.55 ***
長距離走の得意度	1.69 (0.67)	1.56 (0.60)	0.12
短距離走の得意度	1.96 (0.64)	1.95 (0.76)	0.01
	小学生時代の運動状況		
運動の有無	4.33 (0.85)	3.51 (1.23)	0.82 ***
運動頻度（回／週）	2.47 (1.23)	2.15 (1.28)	0.32
1回の運動時間（分）	68.89 (42.14)	43.59 (37.31)	25.30 **
長距離走の得意度	1.91 (0.73)	1.67 (0.66)	0.24
短距離走の得意度	2.44 (0.69)	2.13 (0.83)	0.32 *
	中学生時代の運動状況		
運動の有無	4.91 (0.29)	4.21 (1.24)	0.70 ***
運動頻度（回／週）	3.93 (0.39)	3.46 (1.15)	0.46 *
1回の運動時間（分）	112.04 (15.22)	87.69 (41.89)	24.34 ***
長距離走の得意度	2.11 (0.74)	1.92 (0.87)	0.19
短距離走の得意度	2.26 (0.68)	2.13 (0.77)	0.13

単位のない項目は間隔尺度

頻度、1回の運動時間、長距離走の得意度について、S群がN群より有意に高い値を示した。しかし、小学生時代には、有意な差は認められなかった。これに対し、女子については、現在および中学生時代における運動の有無、運動頻度、1回の運動時間に加え、小学生時代の運動の有無、1回の運動時間、短距離走の得意度についてもS群がN群より有意に高い値を示した。

（4） 身体組成および身体周囲径の比較

表3-4、図3-1および図3-2は、対象者の身体周囲径および身体組成の平均値をS群とN群で比較したものである。男子については、身長、体重、BMIを含め、全身に対する測定値で有意な差は認められなかった。しかし、分節的に見てみると、左右足の除脂肪量、左右足の推定筋肉量、左右の腕の除脂肪量、左右の腕の推定筋肉量についてS群がN群より有意に高い値を示した。また、体幹部には有意な差がみられなかった。

一方、女子については、身長、体重、全身の体脂肪量、BMIなどの測定値に有意な差はみられなかったが、全身の体脂肪率においてS群がN群より有意に低い値を示し、全身の除脂肪量においてS群がN群より有意に高い値を示した。そして、分節的には、足、腕、体幹部除脂肪量、体幹部の推定筋肉量など、ほとんどの項目において有意差が認められ、S群がN群より体脂肪率が小さく、除脂肪量、推定筋肉量が大きい傾向がみられた。

また、身体周囲径の測定値は、男女ともすべての項目でS群とN群の間に有意な差は認められなかった。

第3節　青年期女性における運動環境と身体組成の関係

本章では、同一校で体育・スポーツ関連の学科と普通科に所属する男女高校1年生を対象として、体育・スポーツ専門学科に所属しているか否かにより、運動環境の違うグループとしてとらえ、健康と運動に関する調査、身体の周囲

第3章 青年期女性における運動環境と身体組成

表3-4 身体組成および身体周囲径の学科別比較

平均 (S.D) ※有意水準 *：p<0.05 **：p<0.01 ***：p<0.001

	男子			女子		
	体育専門科 (n=65)	普通科 (n=42)	平均値の差	体育専門科 (n=54)	普通科 (n=39)	平均値の差
身長 (cm)	169.88 (5.36)	167.98 (6.37)	1.90	159.09 (5.01)	157.04 (4.86)	2.05
体重 (kg)	59.87 (5.50)	59.21 (9.04)	0.65	53.60 (5.15)	52.54 (8.72)	1.06
体脂肪率 (%)	12.16 (2.90)	13.94 (6.36)	-1.78	26.43 (3.49)	29.67 (5.12)	-3.25 ***
脂肪量 (kg)	7.36 (2.14)	8.70 (5.19)	-1.34	14.29 (2.93)	16.20 (5.62)	-1.91
除脂肪量 (kg)	51.90 (7.01)	50.50 (5.05)	1.41	39.33 (2.97)	36.61 (4.02)	2.72 ***
BMI (kg/m^2)	20.74 (1.56)	20.98 (2.91)	-0.25	21.16 (1.58)	21.26 (3.05)	-0.10
右足体脂肪率 (%)	14.47 (2.86)	15.63 (5.59)	-1.16	31.51 (2.73)	33.05 (4.11)	-1.54 *
右足脂肪量 (kg)	1.68 (0.41)	1.85 (0.92)	-0.17	3.24 (0.49)	3.34 (0.92)	-0.10
右足除脂肪量 (kg)	9.87 (0.93)	9.47 (1.05)	0.40 *	6.98 (0.47)	6.63 (0.69)	0.35 **
右足筋肉量 (kg)	9.25 (0.88)	8.89 (0.99)	0.36 *	6.48 (0.44)	6.13 (0.64)	0.35 **
左足体脂肪率 (%)	14.44 (2.76)	15.68 (5.30)	-1.24	31.58 (2.79)	33.06 (4.14)	-1.48
左足脂肪量 (kg)	1.67 (0.40)	1.83 (0.89)	-0.16	3.28 (0.49)	3.39 (0.93)	-0.11
左足除脂肪量 (kg)	9.77 (0.90)	9.38 (1.05)	0.39 *	7.06 (0.47)	6.71 (0.70)	0.35 **
左足筋肉量 (kg)	9.16 (0.84)	8.79 (1.00)	0.37 *	6.54 (0.42)	6.22 (0.65)	0.33 **
右腕体脂肪率 (%)	9.97 (2.70)	11.80 (6.38)	-1.83	19.85 (3.95)	22.43 (6.23)	-2.58 *
右腕脂肪量 (kg)	0.33 (0.11)	0.40 (0.27)	-0.07	0.50 (0.14)	0.58 (0.28)	-0.07
右腕除脂肪量 (kg)	2.93 (0.28)	2.74 (0.36)	0.19 **	2.02 (0.16)	1.87 (0.20)	0.15 ***
右腕筋肉量 (kg)	2.75 (0.25)	2.56 (0.33)	0.19 **	1.85 (0.14)	1.70 (0.19)	0.15 ***
左腕体脂肪率 (%)	9.44 (2.71)	11.26 (6.45)	-1.81	20.39 (4.10)	23.79 (6.14)	-3.41 **
左腕脂肪量 (kg)	0.30 (0.11)	0.36 (0.25)	-0.07	0.51 (0.14)	0.59 (0.27)	-0.08
左腕除脂肪量 (kg)	2.80 (0.24)	2.65 (0.31)	0.16 **	1.94 (0.14)	1.80 (0.21)	0.15 ***
左腕筋肉量 (kg)	2.63 (0.23)	2.47 (0.30)	0.16 **	1.78 (0.14)	1.64 (0.20)	0.13 ***
体幹体脂肪率 (%)	10.96 (3.31)	13.16 (7.19)	-2.20	23.79 (4.27)	28.33 (5.95)	-4.54 ***
体幹脂肪量 (kg)	3.40 (1.21)	4.29 (2.93)	-0.89	6.77 (1.74)	8.07 (3.09)	-1.31 *
体幹除脂肪量 (kg)	27.16 (2.23)	26.30 (2.54)	0.86	21.33 (1.85)	19.64 (2.30)	1.70 ***
体幹筋肉量 (kg)	25.79 (2.12)	24.97 (2.42)	0.82	19.86 (1.72)	18.28 (2.14)	1.58 ***
右上腕囲 (cm)	25.46 (1.47)	25.68 (2.27)	-0.22	24.47 (1.94)	24.69 (3.51)	-0.22
左上腕囲 (cm)	25.08 (1.61)	25.48 (2.32)	-0.39	24.03 (1.84)	24.46 (2.94)	-0.43
胸囲 (cm)	83.02 (3.76)	82.35 (6.10)	0.67	79.81 (3.99)	81.30 (7.20)	-1.49
臍囲 (cm)	71.12 (3.98)	71.80 (7.32)	-0.68	71.80 (4.24)	70.88 (7.34)	0.92
臀囲 (cm)	89.45 (3.26)	90.21 (5.95)	-0.76	88.91 (4.55)	88.84 (7.06)	0.07
右大腿囲 (cm)	52.92 (2.78)	52.18 (4.79)	0.74	53.94 (3.23)	54.03 (4.15)	-0.09
左大腿囲 (cm)	52.56 (2.81)	51.63 (4.88)	0.93	53.73 (3.27)	53.63 (4.34)	0.10
右下腿囲 (cm)	36.00 (2.03)	35.89 (2.84)	0.11	35.41 (1.95)	34.48 (3.04)	0.93
左下腿囲 (cm)	36.18 (2.10)	35.94 (3.02)	0.24	35.53 (1.82)	34.86 (3.00)	0.66

(*:p＜0.05, **:p＜0.01, ***:p＜0.001)

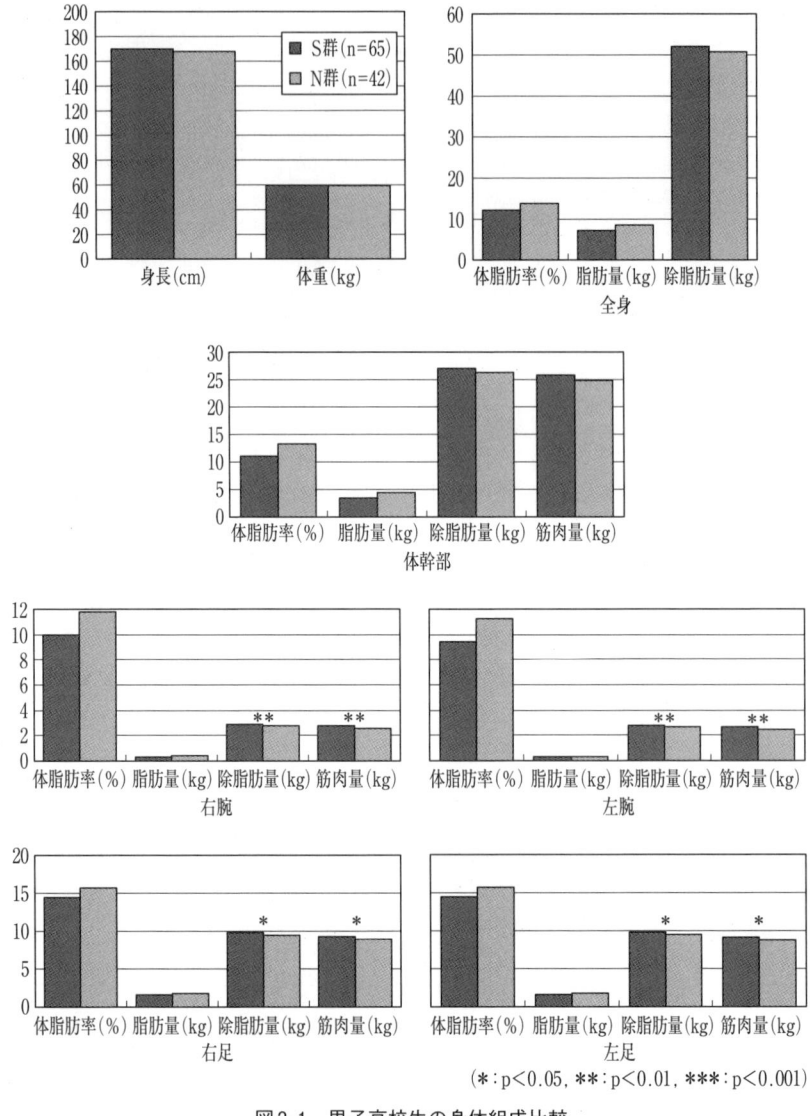

図3-1　男子高校生の身体組成比較

(＊：p＜0.05, ＊＊：p＜0.01, ＊＊＊：p＜0.001)

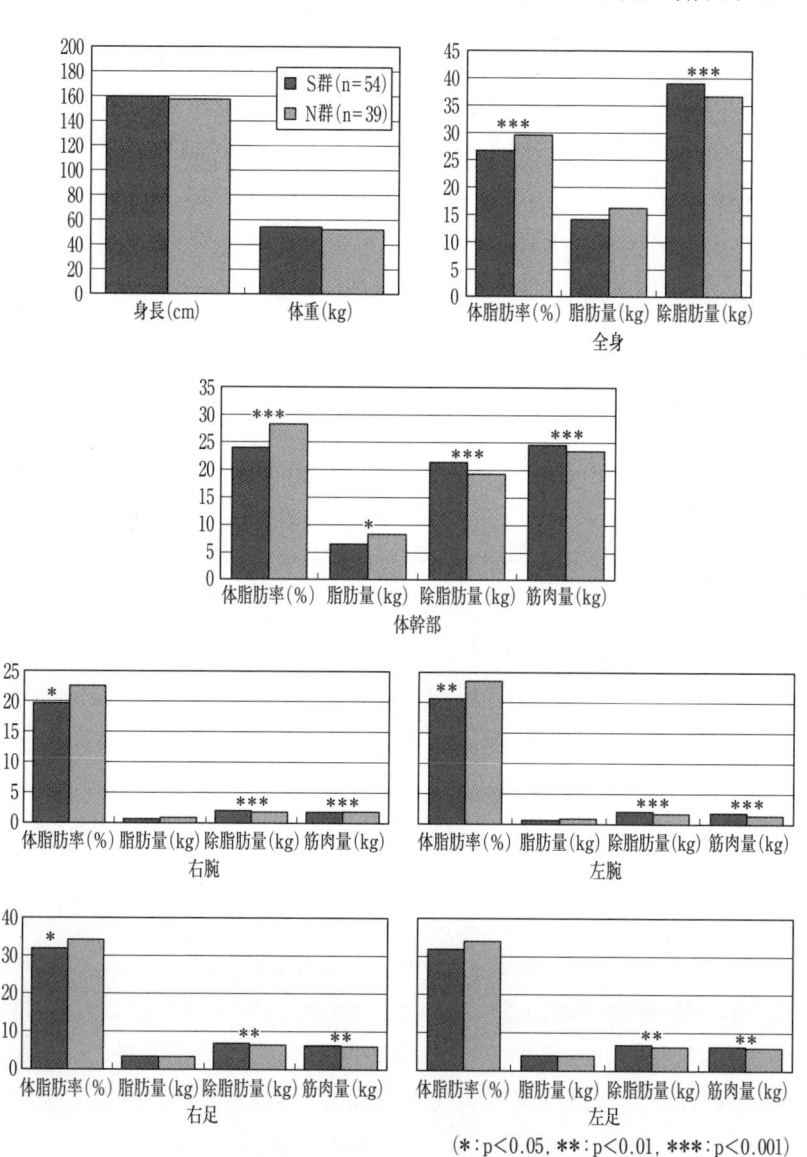

図3-2 女子高校生の身体組成比較

径およびBI法による身体組成を比較した。身長、体重、BMIは、同年代の全国平均（文部科学省スポーツ・青少年局：体力・運動能力調査報告書, 2001）と比べて、顕著な差がみられなかったことから、本対象は平均的な体格を有する高校生男女といえた。

　アンケート調査の結果について、男子では、「健康にどのぐらい関心があるか」「多くの病気は日々の心がけで避けられるもの」の2項目において、S群がN群より有意に高い値を示したが、主観的な健康度や体力、健康の自己評価点数については有意な差は認められなかった。一方、女子においても、「健康にどのぐらい関心があるか」はS群がN群より有意に高い値を示し、「睡眠時間」についてはS群がN群より有意に低い値を示したが、主観的な健康度や体力、健康の自己評価点数については有意な差は認められなかった。これらのことから、体育専門科の生徒は、普通科の生徒に比べ、男女とも自己の健康には強い関心を持っていると考えられ、体育・スポーツへの志向が強い者は、健康への関心も強いことが示唆された。また、一般に体育・スポーツを志向してきた者は、比較的多くの身体活動を経験してきたと推察されるため、その激しい活動を継続していくためには健康が必要であり、それゆえ関心を高めてきたという考え方もできる。しかし、体力や健康の状況については、その意識に顕著な差はないものと思われた。また、運動経歴に関しては、男子で現在と中学生時代の項目に、S群がN群より有意に高い値を示したが、小学生時代に有意な差は認められなかった。よって、男子の場合、体育専門科の生徒と普通科の生徒のいずれも小学生時代には運動環境に顕著な差はなかったが、中学生時代からは運動環境が異なっていた様子がうかがえる。これに対し、女子では現在、中学生、小学生時代のすべての運動の実施状況でS群がN群より有意に高い値を示した。また、小学生時代の運動頻度と1回の運動時間では、男子のS群だけでなく、男子のN群も女子のS群より高い値を示していた。これらの運動経歴は、対象者の記憶を頼りに得たものであり、個人差を考慮する必要があるが、男子が全般的によく運動している傾向が見受けられた。そして女子の場合には、体育専門科の生徒と普通科の生徒において、小学生時代から運動

環境が異なっていた様子がうかがえた。すなわち、女子では男子に比べて、比較的早期から運動していた子どもと運動していなかった子どもに二極化していた可能性もうかがえた。このように男子が女子に対して運動が活発であり、女子の中で運動が活発な者とそうでない者が比較的はっきりと二分される要因としては、幼少期におけるジェンダーバイアスが関係している可能性が示唆される。伊藤（2000）は、学校教育の現場において、教師たちが元気な男の子を「活発でよい」とやや肯定的にとらえ、逆に活発な女の子には「もう少しおしとやかにできないものか」とやや否定的にとらえることがあるのではないかと問題提起をしている。この影響が大きいとすると、女子においては活発に運動する機会を制限されることが多くなり、その結果男子に比べて運動時間が短くなる。また、運動志向の強い一部の女子だけが運動実践をして、運動環境をはっきり二分化されることになると考えられる。したがって、幼少期における学校教育現場において、特に女子が運動を実施しやすい環境を作っていくよう努めることが、望ましいと思われる。

　身体の周囲径および組成に関しては、性別間でその差異の現れ方に違う傾向が認められた。男子については、身長、体重、BMIを含め、全身に対する測定値でS群とN群の間に有意な差は認められなかったことから、全身の体格に差はないように思われた。しかし、分節的な身体組成の場合、体幹部には有意な差がみられなかったが、四肢のすべてにおいて除脂肪量と推定筋肉量でS群がN群より有意に高い値を示した。よって両者の間には全身的な体格に差がみられなくても分節的には差が認められ、体育専門科1年の男子生徒は、四肢（両腕および両足）の筋肉量が多い傾向がうかがえた。川上ら（1996）は高校生男子に関して、運動部活動所属者は非所属者に比べて、身長や体重には差がないが、筋厚が大きく、筋肉量が多いことを報告しているが、今回もそれと一致した結果が認められた。また、女子については、身長、体重、全身の体脂肪量、BMIなどの測定値に有意な差はみられなかったが、全身の体脂肪率、除脂肪量に有意な差が認められ、S群がN群より体脂肪率が小さく、除脂肪量が大きい傾向がみられた。そして、分節的には左右の足と腕、体幹部の除脂

肪量と推定筋肉量など、ほとんどの項目に有意差が認められ、やはりS群がN群より体脂肪率が小さく、除脂肪量が大きい傾向がみられた。よって、女子は、男子の場合とは違い、全身、分節ともに身体組成とりわけ筋肉量に差があると思われた。すなわち、体育専門科1年の女子生徒は、普通科1年の女子生徒に比べて、全身、分節ともに体脂肪率が低く、筋肉量が多いことが推察された。松本ら（2000）は、大学生女子に関して、運動部活動所属者は非所属者に比べて、身長や体重には差がないが、全身の体脂肪率が有意に低く、除脂肪量が有意に高いことを報告しているが、本書もそれと一致した結果を示した。

以上のことから、高校1年生を対象にした場合、より充実した運動環境を作り出すことで、男子では全身の体脂肪率が低く、除脂肪量が高くなる傾向がみられたが、有意な差には至らなかった。しかし、分節的には四肢筋群の差を生じさせることが推察された。一方、女子においては全身の体格に差は生じさせないが、身体組成は全身、分節ともに明らかな差を生じさせることが認められた。丸山ら（1991）は日本人青年男女を対象に、超音波法による皮下脂肪分布の性差について検討し、女子が男子に比べて皮下脂肪分布の部位による差が大きいことを報告している。本結果において、運動環境が身体組成に及ぼす影響が性別間でやや違いがみられた要因は、皮下脂肪分布の部位による差が関係しているように思われた。しかし、その分布の詳細な差異については、今後さらなる調査研究が必要である。また、身長、体重、BMIや周囲径といった基礎的な体格値については、男女とも運動環境による有意な差は認められなかった。この結果は、簡易に測定できるサイズや重さの指標の場合、運動環境の違いによる影響を推察するのは困難であり、身体組成とりわけ分節的な評価の重要性を示唆しているように思われた。今後、青年期の運動環境を考える場合、これらの知見を踏まえて、筋肉量を増大させる運動の積極的な導入など、指導する運動の種類や内容を検討することが重要であると考えられる。一方、女子生徒の運動を促進することが必要と考えられるが、女子においては活発な行動をやや否定的にとらえる文化的圧力がかかりやすいと考えられるため、性別にかかわらず活発な行動を積極的に認めていく考え方を啓発していくことも重要

と考えられる。そして、これらのことを意識した教育を実践することにより、効果的な身体的発達を導く体育・スポーツ教育の実現が期待できると考えた。しかし、これらの詳細に及ぶ関連性については未だ明らかにされていない部分も多く、今後は運動の質（行ってきた競技種目やトレーニングの種類など）の違いにも着目し、さらに細分化した比較検討が必要であると考えられた。

第4節　ま　と　め

　本章において、体育・スポーツ関連の学科と普通科に所属する男女高校生を対象とした健康と運動に関する調査、身体の周囲径測定およびBI法による身体組成測定から、青年期における運動環境と身体組成の関連性について検討した結果、以下のことがいえる。

　平均的な身体的特性（男子：身長 169.13±5.82cm、体重 59.61±7.07kg、BMI 20.83±2.18、女子：身長 158.23±5.02cm、体重 53.16±6.85kg、BMI 21.20±2.29）を有している男女高校生を対象に分析した結果、身体および健康への関心度については、体育専門科の生徒が、普通科の生徒に比べて、男女とも自己の健康に対して強い関心を持っていることが認められた。ただし、現状の体力や健康の評価については、顕著な差はみられなかった。

　運動経歴については、体育専門科と普通科の生徒を比較すると、男子の場合は中学生時代から、女子の場合は小学生時代から運動環境が異なっており、性差が認められた。

　運動環境が青年期における身体組成に及ぼす影響について、運動環境を充実させることで、男子では全身的に評価した場合、体脂肪率が低く、除脂肪量が高くなる傾向がみられたが、有意な差には至らなかった。しかし、分節的に評価した場合には、四肢筋群に差を生じさせることが明らかであった。一方、女子においては、体格に差は生じさせないが、身体組成は全身的および分節的な

評価のいずれも運動環境の差異によって、明らかな差を生じさせることが認められた。また、運動環境は、身長、体重、BMI、身体周囲径などのサイズや重さではなく、身体組成とりわけ分節的な組成に影響を及ぼしていることが示唆された。

　以上の成績より、運動環境は身体組成に影響を及ぼすことが認められた。そして、身体組成の変化をみる場合には、全身とともに分節の面からも評価する必要性が示唆された。また、今後青年期の運動環境を考える場合、これらの知見を踏まえて指導する運動の種類や内容を検討することで、より効果的な身体的発達を導く体育・スポーツ教育の実現が期待できると考えられた。しかし、これらの詳細に及ぶ関連性については未だ明らかにされていない部分も多く、さらに細分化した研究が必要である。

第4章
成人女性における健康的な体脂肪率

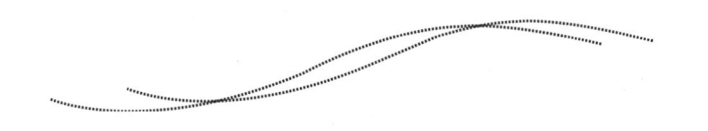

　本章では、効果的な健康ダイエットプログラムを開発するにあたり、新たに必要になると思われる知見の一つ目として、成人女性がめざすべき目標値となる「健康体脂肪率」の設定について、主観的健康感から論考する。

第1節　成人女性の健康と体脂肪率

　WHOにより1947年、「健康とは身体的、精神的および社会的に完全に良好な状態のことで、単に病気や病弱でないというものではない」と定義され、さらに「到達し得る最高の健康水準を享受することは、万人の基本的人権であり、人種・宗教・政治的信条・社会経済条件の如何を問わない事項である。それぞれの人間集団が健康であることは、平和と安寧を得る上で不可欠のことがらであり、このためには個人も国もお互いに十分協力しなければならない」と定義されている。この定義はすべての人々が到達すべき目標としての理想像ととらえられるが、この健康の度合いを科学的に数量化する方法論は1970年代以前には確立されておらず、比較的最近になって注目されるようになってきた領域であると思われる。五十嵐・飯島（2006）は、生活習慣病を有しながら

生活している人が増えてきた現在、医学的な健康度だけで個人の健康を評価することは困難であると述べている。また、社会的や身体的に問題を抱えながらも、自らが健康であると意識できることが大切であり、生活の質を高めるための重要な要素であると述べ、主観的な健康感の重要性を指摘している。この主観的健康感は、自らの健康状態を主観的に評価する指標であり、死亡率、有病率等の客観的指標では表せない全体的な健康状態を捉える健康指標である（神田ら, 2000）ため、必ずしも医学的な健康状態と一致したものではない。しかし、先行研究では主観的健康感が高い人ほど疾患の有無に関わらず生存率が高いこと（Kaplan G A, 1983）や数年後の平均余命に影響することが示される（神田ら, 2000; 岡戸ら, 2003）など、人々の生活の質に大きな影響を与える要因として位置づけられる。

　この主観的健康感の指標を示す代表的な調査方法に、近年開発された健康関連QOL尺度 Short Form-36（SF-36）がある。この方法は、不健康な状態の有無、機能障害、病気の症状といったネガティブな側面だけでなく、健康のポジティブな側面をも測定できる新しい尺度として注目されている（福原・鈴鴨, 2008）。よって、同調査は今後人々の健康を研究していく際に、非常に有用な調査法として期待できるものと思われる。

　一方、国民の健康を維持するための重要な政策として、厚生労働省は2008年度から40歳以上の特定健康診査の義務化とその後の特定保健指導を行うことを制定した（田畑ら, 2008）。これは、メタボリックシンドロームをはじめとする生活習慣病がもたらす肥満が重要な健康問題として認識されていることを示している。このような状況下、肥満を予防・改善することに対して、国民の関心が今後一層高まり、身体組成とりわけ日常の体脂肪率の測定および評価が、健康維持における重要な役割を担うようになると考えられる。

　この体脂肪率の測定については、生体インピーダンス（bio-electrical impedance method: BI）法を用いた測定機器の普及により、一般の人々が体脂肪率を肥満予防のための指標として、日常の健康管理に利用できるようになった。しかし、ここで測定された値については、個々人の現状を把握することには

貢献するが、それだけでは健康を維持する上では不十分であり、この結果から今後どのような対策を講じるかを検討する必要がある。中でも、目標とすべき体脂肪率をどの程度に設定するかということは非常に重要と考えられる。現在、標準的な体脂肪率として、成人男性で15%〜22%前後、成人女性で20〜28%前後の範囲と一般的に示されているものがある（レミングトンら著・戎利光訳，1987）が、この場合標準の幅が広いため、その中でもどの値を目標にするべきかを絞り込みにくい点がある。また、健康の維持増進が体脂肪コントロールの目的であるのであれば、主観的健康感が高い人の体脂肪率を検討し、それを目標にすることも妥当な方法の一つと考えられる。

これまでの先行研究では、身体組成と健康の関係について、BMIなどの体格指数と死亡率の関係から検討された研究（Andres, 1980, 1985; 塚本ら, 1986）の他、健康度を数量化して疾患者と健常者の間で比較した報告（足立, 2006）、体力水準で比較した報告（中村ら，2008）などがある。しかし、体脂肪率と健康の関係について詳細に検討した報告は少ない。健康に必要な適切（至適）体脂肪率に関しては、第2章においても継続的に研究すべき重要課題であることが示されている。よって、これらについて検討することは、今後の肥満予防を推進する上で有益な知見となりうると考えられる。

そこで本章では、成人女性における健康と体脂肪率の関係について検討するため、成人女性を対象に行った健康関連QOL尺度SF-36v2とBI法による体脂肪率の測定から、その関係について考察する。さらに、主観的健康感が最も高い人々の体脂肪率を目標とすべき「健康体脂肪率」とし、その値の提案を試みる。

第2節　成人女性の主観的健康度と体脂肪率

成人女性の主観的健康度と体脂肪率の関連を調査するため、2008年6月から2009年1月の間、大学の公開講座や地域・民間で開催された健康講座・痩身教室などにおいて、健康と体脂肪についての講座を受講し、その際にBI法

による体脂肪測定と健康関連QOL尺度調査を回答した20歳以上80歳以下の成人女性301名（年齢46.69±13.57歳、身長156.43±5.61cm、体重55.79±9.28kg、体脂肪率29.59±7.34%：平均値±標準偏差）の測定結果を検討する。体脂肪の測定機器は全身、四肢、体幹部の組成を評価できるタニタ製体組成計（BC-118E）を使用した。健康関連QOL尺度調査については、主観的健康度を下位8項目（身体機能、日常役割機能（身体）、身体の痛み、全体的健康感、活力、社会生活機能、日常役割機能（精神）、心の健康）および身体的健康度（PCS）と精神的健康度（MCS）などを数値で示すことができる健康医療評価機構作成のSF-36v2を用い、そのNBS値（norm-based scoring）を主に分析対象とした。NBSは調査によって得られたSF-36の下位尺度とサマリースコアについて、日本人の国民標準値を50、標準偏差を10で標準化された指標である。また、本対象者の体脂肪率による肥痩のグルーピングについては、東京慈恵会医科大学の判定基準（1993）（表4-1）を用いた。ただし、このグルーピングで全対象を主観的健康感について比較すると、各グループの平均年齢に差が生じ、年齢差による健康感の差が分析に含まれてしまうため、対象を20歳以上50歳未満と50歳以上80歳以下のグループに分けて検討することで、年齢差による影響を最小限にした。統計処理には、統計ソフトSPSS for Windows 11.0Jを用いた。なお、有意差については対応のないt検定を用いて検定し、有意水準は危険率1%（$p<0.01$）とした。

表4-1　体脂肪率によるグルーピング

年齢（歳）	体脂肪率（%）		
	やせ群（n=16）	正常群（n=95）	肥満群（n=122）
20歳以上30歳未満	17未満	17以上24未満	30以上
30歳以上80歳以下	20未満	20以上27未満	30以上

（東京慈恵会医科大学の判定基準（1993）による）

（1） 健康状態評価と体脂肪率の関係

　表4-2は20歳以上50歳未満の対象について、表4-3は50歳以上80歳以下の対象について、全身の体脂肪率によってそれぞれやせ群、正常群、肥満群の3つのグループに分け、各測定項目とSF-36v2のNBS値をそれぞれ比較したものである。年齢および身長の平均値を比較すると、いずれの表においても3つのグループ間の有意な差はなく、これらの要因が主観的健康度に及ぼす影響は実質的には排除されていたととらえた。また、グルーピングに用いたのは全身体脂肪率であったが、分節的に体脂肪率を見てみると、どの年齢層も体幹部の体脂肪率に有意な差があり、下肢の体脂肪率は有意差がなかった。SF-36の下位8項目については、どの年齢層においても全般的に正常群が高い得点を示す傾向にあった。年齢層別に見ると、20-50歳において、正常群は「身体機能」「日常役割機能（身体）」「全体的健康感」「活力」「心の健康」の下位5項目およびMCSで最も高い値を示し、他の下位3項目およびPCSについても2番目に高い値を示した。また、やせ群は「全体的健康感」「活力」「心の健康」の下位3項目およびMCSにおいて、肥満群は「身体機能」「日常役割機能（身体）」「身体の痛み」「社会生活機能」「日常役割機能（精神）」の下位5項目およびPCSにおいて、最も低い値を示した。一方、50-80歳において、正常群は下位8項目、PCS、MCSのいずれも50以上の値を示し、すべての項目で日本人の標準を上回る健康度を示した。また、「身体機能」「日常役割機能（身体）」の2項目およびPCSについて、正常群が肥満群より有意に高い得点を示した。また、やせ群は「活力」「社会生活機能」「日常役割機能（精神）」「心の健康」の下位4項目およびMCSにおいて、肥満群は「身体機能」「日常役割機能（身体）」「身体の痛み」「全体的健康感」の下位3項目およびPCSにおいて、最も低い値を示した。

（2） 身体的健康度と体脂肪率の関係

　図4-1は、身体的健康度（PCS）と体脂肪率の関係を散布図により示したものである。両者の相関係数を求めたところ、-0.190で有意な相関関係が認

表4-2 20歳以上50歳未満の対象者における平均値の差

測定項目	やせ群 (n=13)	正常群 (n=70)	肥満群 (n=52)	やせ-正常	正常-肥満	やせ-肥満
年齢（歳）	40.54 (5.61)	36.77 (8.00)	39.62 (7.58)	3.77	-2.84	0.92
身長 (cm)	158.78 (5.01)	158.33 (4.93)	156.31 (4.73)	0.44	2.02	2.46
体重 (kg)	46.42 (4.67)	50.14 (3.61)	64.72 (9.63)	-3.72 **	-14.58 ***	-18.30 ***
BMI (kg/m²)	18.39 (1.32)	20.00 (1.09)	26.49 (3.80)	-1.61 ***	-6.49 ***	-8.10 ***
体脂肪率 (%)	17.08 (3.05)	23.36 (2.34)	36.77 (5.25)	-6.28 ***	-13.41 ***	-19.69 ***
右足体脂肪率 (%)	23.64 (2.01)	24.55 (9.62)	26.49 (17.21)	-0.91	-1.95	-2.86
左足体脂肪率 (%)	24.11 (2.14)	24.81 (9.70)	26.46 (17.17)	-0.70	-1.65	-2.35
右腕体脂肪率 (%)	15.21 (3.11)	17.76 (7.24)	23.83 (15.81)	-2.56	-6.07	-8.62 ***
左腕体脂肪率 (%)	16.55 (2.99)	19.24 (7.73)	24.55 (16.24)	-2.69	-5.31	-8.00 **
体幹部体脂肪率 (%)	12.35 (4.18)	17.62 (7.34)	25.13 (16.56)	-5.27	-7.51 **	-12.78 ***
身体機能 (PF_n)	51.07 (5.35)	51.21 (10.56)	50.87 (6.29)	-0.13	0.34	0.20
日常役割機能（身体）(RP_n)	50.21 (8.25)	51.23 (9.23)	48.62 (11.57)	-1.02	2.61	1.59
身体の痛み (BP_n)	53.87 (6.06)	50.85 (9.64)	48.09 (9.96)	3.02	2.76	5.78
全体的健康感 (GH_n)	46.60 (6.60)	53.33 (9.17)	49.14 (8.68)	-6.74	4.19	-2.55
活力 (VT_n)	45.99 (8.00)	49.98 (8.68)	48.17 (8.07)	-4.00	1.81	-2.19
社会生活機能 (SF_n)	51.03 (7.33)	48.64 (11.86)	48.12 (10.26)	2.38	0.52	2.91
日常役割機能（精神）(RE_n)	51.00 (5.59)	49.15 (9.91)	48.81 (10.05)	1.85	0.34	2.19
心の健康 (MH_n)	48.29 (7.70)	49.76 (9.20)	48.75 (7.98)	-1.46	1.00	-0.46
身体的健康度 (PCS)	51.98 (6.50)	50.90 (9.33)	49.52 (9.08)	1.08	1.38	2.46
精神的健康度 (MCS)	47.53 (6.16)	50.11 (8.54)	48.10 (8.17)	-2.57	2.01	-0.56

(※有意水準 **p < 0.01, ***p < 0.001)

第 4 章 成人女性における健康的な体脂肪率

表 4-3 50 歳以上 80 歳以下の対象者における平均値の差

測定項目	やせ群 (n = 3)	平均値 (S.D) 正常群 (n = 25)	肥満群 (n = 72)	やせ − 正常	平均値の差 正常 − 肥満	やせ − 肥満
年齢（歳）	53.33 (2.08)	57.76 (6.80)	60.76 (7.19)	−4.43	−3.00	−7.43
身長 (cm)	157.30 (6.98)	155.00 (5.06)	153.89 (5.76)	2.30	1.11	3.41
体重 (kg)	45.13 (3.43)	48.86 (4.84)	61.94 (8.78)	−3.72	−13.09 ***	−16.81 **
BMI (kg/m^2)	18.23 (0.35)	20.30 (1.33)	26.11 (3.08)	−2.07	−5.81 ***	−7.88 ***
体脂肪率 (%)	15.90 (2.42)	24.15 (1.84)	36.65 (4.70)	−8.25 ***	−12.50 ***	−20.75 ***
右足体脂肪率 (%)	14.87 (13.08)	23.47 (10.55)	25.57 (17.31)	−8.61	−2.10	−10.70
左足体脂肪率 (%)	15.00 (13.11)	23.78 (10.68)	25.56 (17.29)	−8.78	−1.78	−10.56
右胸体脂肪率 (%)	9.23 (8.15)	17.56 (8.15)	23.55 (16.27)	−8.32	−6.00	−14.32
左胸体脂肪率 (%)	10.27 (9.05)	19.24 (8.86)	24.27 (16.70)	−8.98	−5.03	−14.01
体幹部体脂肪率 (%)	7.50 (7.05)	18.14 (8.44)	25.38 (17.48)	−10.64 **	−7.24 **	−17.88
身体機能 (PF_n)	51.61 (7.04)	52.69 (8.79)	45.47 (12.49)	−1.08	7.22 **	6.14
日常役割機能（身体）(RP_n)	50.56 (5.21)	52.29 (6.36)	46.72 (11.74)	−1.73	5.56 **	3.84
身体の痛み (BP_n)	52.57 (3.07)	52.17 (6.92)	46.90 (9.55)	0.41	5.26	5.67
全体的健康感 (GH_n)	55.20 (5.63)	52.91 (8.41)	50.25 (9.46)	2.28	2.67	4.95
活力 (VT_n)	46.14 (12.81)	54.26 (9.09)	51.82 (8.07)	−8.12	2.45	−5.68
社会生活機能 (SF_n)	37.37 (28.67)	51.84 (8.49)	49.50 (10.87)	−14.47	2.33	−12.13
日常役割機能（精神）(RE_n)	48.06 (14.72)	52.48 (7.20)	48.53 (11.18)	−4.42	3.95	−0.47
心の健康 (MH_n)	46.45 (18.42)	51.77 (7.75)	53.16 (9.10)	−5.32	−1.39	−6.70
身体的健康度 (PCS)	51.38 (5.56)	52.26 (5.48)	44.62 (11.50)	−0.88	7.64 ***	6.76
精神的健康度 (MCS)	45.80 (18.32)	52.69 (8.46)	53.13 (8.62)	−6.90	−0.44	−7.33

（※有意水準　**p < 0.01, ***p < 0.001）

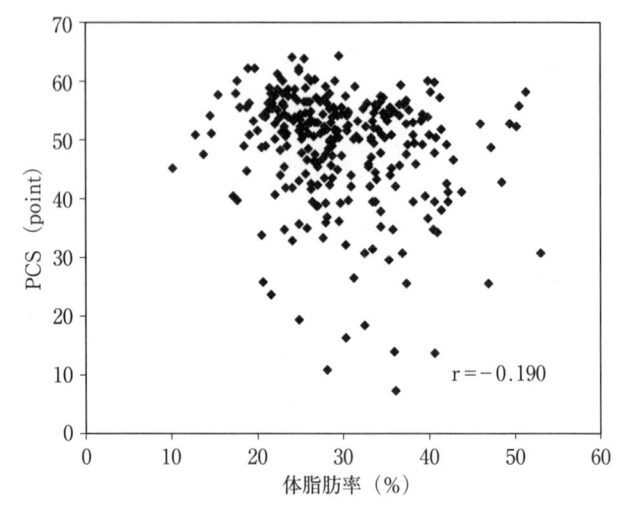

図4-1 体脂肪率と身体的健康度サマリースコア（PCS）の散布図

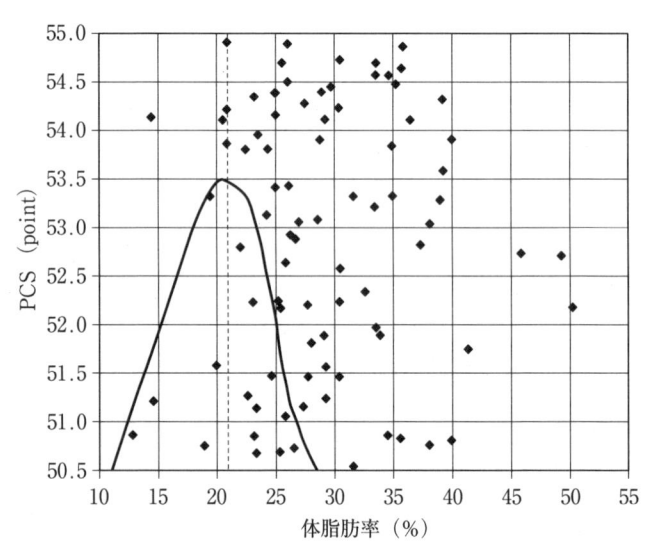

図4-2 体脂肪率と身体的健康度サマリースコア（PCS）の散布拡大図
局所的線形回帰（Lowess：適合させる点の%=50、反復回数=3）による回帰曲線を表示

められた。また、図4-2は図4-1の散布図から局所的線形回帰（Lowess；適合させる点の%=50, 反復回数=3：SPSS for Windows11.0Jにより計算）による回帰曲線を求め、そのピーク値付近で拡大したものである。これによると、体脂肪率21%付近でPCSがピーク値約53.5を示すことが認められた。

第3節　成人女性の目標となる健康体脂肪率

　健康状態評価と体脂肪率の関係について検討するため、やせ群、正常群、肥満群の3つのグループに分けて比較したところ、いずれの年齢層においても各グループ間に年齢および身長の平均値に有意な差がないことから、比較するグループは年齢差や身長差による影響はないものと判断された。また、グルーピングに用いた要因は全身体脂肪率であったが、どの年齢層も下肢の体脂肪率に有意差は認められず、体幹部の体脂肪率に有意差が認められた。このことから、全身による肥痩を決定する上で、分節的には体幹部の体脂肪率が大きな要因になっていることが示唆された。一方、主観的健康度を示すSF-36の下位8項目については、どの年齢層においても全般的に正常群が高い得点を示す傾向にあったことから、体脂肪率が正常群の範囲にある者は、他の範囲にある者と比べて主観的健康度が高いととらえられた。年齢層別に見ると、20-50歳においては有意な差ではないものの、正常群は「身体機能」「日常役割機能（身体）」「全体的健康感」「活力」「心の健康」の下位5項目およびMCSで最も高い値を示し、他の下位3項目およびPCSについても2番目に高い値を示している。反対に最も低い値に着目してみると、やせ群は「全体的健康感」「活力」「心の健康」の下位3項目およびMCSにおいて、肥満群は「身体機能」「日常役割機能（身体）」「身体の痛み」「社会生活機能」「日常役割機能（精神）」の下位5項目およびPCSにおいて、最も低い値を示している。これに対して50-80歳において、正常群は下位8項目、PCS、MCSのいずれも50以上の値を示し、すべての項目で日本人の標準を上回る健康度を示していた。また、「身体

機能」「日常役割機能（身体）」の2項目で正常群が肥満群より有意に高い値を示し、身体的健康度を総合的に表しているPCSについても正常群が肥満群より有意に高い得点を示した。また、やせ群は「活力」「社会生活機能」「日常役割機能（精神）」「心の健康」の下位4項目およびMCSにおいて、肥満群は「身体機能」「日常役割機能（身体）」「身体の痛み」「全体的健康感」の下位3項目およびPCSにおいて、最も低い値を示している。これらのことは、体脂肪率が正常群の範囲にある者が他と比べて健康度が高く、中でもとりわけ身体的な要因での健康度が高いことを示しており、その傾向は年齢が高い方がより顕著になることを示唆している。また、いずれの年齢層においても最も低い値を示した項目を検討した結果、体脂肪率が低すぎると「心の健康」「活力」とMCSなど主に精神的要素について健康度が低下し、体脂肪率が高すぎると「身体機能」「日常役割機能（身体）」「身体の痛み」とPCSなど主に身体的要素について、健康度が低下する可能性が示唆された。

　大野（1991）は、先行研究から肥満者が正常体重の者と比較して糖尿病や肝硬変、胆石などの疾病により死亡する率が高く、自殺の死亡率が低いことを示した。さらに、肥満に健康・長寿は望めないという考えを示し、この点が太っていることの最大のデメリットであると指摘している。また、丹野（2008）は、自分自身を不健康であると感じること（不良な主観的健康感）は死亡率や疾病発症率の増加に影響しており、肥満者およびやせている者では不健康であると感じている者が多いことや、自分自身を不健康であると感じている者が健康にとって好ましくない生活習慣を持っていることが多いことなどを示している。これらの報告は、正常群が肥満群より身体的健康度が高いとする本考察を支持するものであり、主観的健康感が実際の健康に及ぼす影響が大きく、その水準を高く維持することが望ましいことを示唆している。

　そこで、ここではこの主観的健康感を示したSF-36の中で、グループ間比較において最も顕著な差異が認められた身体的健康度（PCS）と体脂肪率の関係について散布図を作成し、正常群の中でも、特にどのあたりの体脂肪率で身体的健康度（PCS）が最も高くなるかを検討することで、「健康体脂肪率」の

指標として利用できるのではないかと考えた。図4-1の散布図から、両者の相関係数はr＝−0.190と低いため、有意ではあるものの明確な関係は得られなかった。Andres（1980, 1985）や塚本ら（1986）は、死亡率との関係から体格指数が高すぎても低すぎても望ましくないと述べている。このことから、体脂肪率が高すぎても低すぎても健康にはよくないと考えられるため、直線回帰ではなく局所的線形曲線を用いて検討した。この曲線を示した図4-2によると、体脂肪率21％付近でPCSがピーク値約53.5を示すことが認められた。よって、この21％がめざすべき体脂肪率、すなわち「健康体脂肪率」としてとらえられると考えられる。健康に必要な適切（至適）体脂肪率に関しては、第2章において継続的に研究すべき重要課題であったが、この章で明らかにされたと考えられる。ただし、この値の設定については、加齢の影響を考慮するなど今後さらに詳細な研究が必要と思われる。

第4節　ま　と　め

本章において、20〜80歳の成人女性301名を対象とした、健康関連QOL尺度SF-36v2による調査とBI法による体脂肪率の測定結果から、成人女性における健康と体脂肪率の関係について検討し、目標とすべき「健康体脂肪率」を提案すること試みた結果、以下のことがいえる。

・体脂肪率から身体の肥痩を判定する場合、分節的には体幹部の体脂肪率が大きな要因になっていることが示唆された。
・体脂肪率が正常範囲にある群は他の群と比べて健康度が高く、中でもとりわけ身体的な要因での健康度が高いことが認められた。また、その傾向は、年齢が高い方がより顕著であった。
・体脂肪率が低すぎると精神的な健康度が低下し、体脂肪率が高すぎると身体的健康度が低下する可能性が示唆された。

・成人女性がめざすべき「健康体脂肪率」は、21%前後であることが示唆された。この健康に必要な適切（至適）体脂肪率に関しては、第2章において継続的に研究すべき重要課題であったが、本章で明らかにされた。ただし、この値の設定については、加齢の影響を考慮するなど今後さらに詳細な研究が必要と思われる。

第5章
女性の身体組成における分節的評価

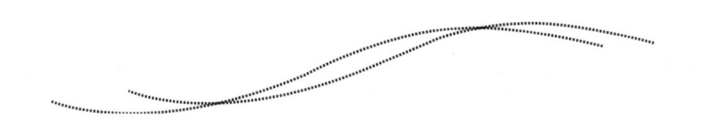

　本章では、効果的な健康ダイエットプログラムを開発するにあたり、新たに必要になると思われる知見の二つ目として、セグメントレベルでの体脂肪率標準値およびダイエットを行う際に意識すべき身体部位の設定について論考する。

第1節　身体組成評価の概要

　近年、厚生労働省は肥満を含む生活習慣病の予備群像としてメタボリックシンドロームを位置づけ、この判定基準を明確化、また単純化することによって、対象とする人を早期に発見し、彼らに自覚を促して生活習慣の改善を図るべく生活習慣病予防に関する施策を打ち出した（竹中，2008）。このことは、わが国における、人々の生活習慣病予防に対する関心と必要性の高さを示すものと考えられる。そして、これらの病気を予防するために、人々は日常から自分の身体組成とりわけ体脂肪量（率）について把握し、適切な改善に取り組むのが望ましいと考えられる。よって、身体組成の測定と評価は、重要な意味を持っている。

この身体組成の測定方法として代表的なものに Bio-Electrical Impedance 法がある。前述したように、この方法の特徴は、測定の方法が比較的容易であるのに、信頼性（Lukaski HC et al., 1985; Segal KR et al., 1985; Lukaski HC, 1987; 田中ら, 1990; 中塘ら, 1991）および妥当性（Keller B and Katch FI, 1985; 1986; Lukaski HC et al., 1985; Lukaski HC and Bolonchuk WW, 1986; Segal K.R et al., 1988）に優れ、その精度が高いことであり、内外の研究者の間で広く利用されている。

　そして、最近では測定技術の進歩によって、身体組成は分節的（四肢、体幹）にそれぞれ測定することが可能になった。しかしながら、測定された個人の分節的な値は、それと比較するための分節の標準値が現在設定されていないため、これらの値をどのように評価してよいのかが明確に示されにくいという現状がある。例えば、右腕の体脂肪率が数値で示されても、それをどう評価してよいのか（多いのか少ないのか、またはどの部分が問題なのかなど）を適正に判断するのが難しい。よって、何らかの基準となる値を示すことができれば、これらの人々に対して事後の健康教育・支援を行う際に、より具体的な指導が可能になると考えられる（例：体のどこの部分を特に鍛えるべきかなど）。したがって、身体組成評価をする上で、分節的な標準値を検討することは、健康教育上有用な知見になると考えられる。

　そこで本章では、身体組成の分節的標準値および分節的評価についての知見を得るために、さまざまな年齢層の人々の身体組成測定を行った測定値について、全身と分節（セグメント）の双方から評価するための回帰式を求め、これらの分節的標準値の活用方法について検討する。

第2節　身体組成における分節標準値の算出

　身体組成の分節的標準値を得るために、2008年6月から2009年1月までに行われた、大学および自治体等の公開講座や研修会の受講生、高等学校での特別講座の受講生、民間瘦身教室の受講生ら852名を対象に行った身体組成測定結果を検討した。測定は、BI法で全身、四肢、体幹部の組成を評価できるタニタ製体組成計（BC-118E）を使用した。そして、これらのデータを年齢によって成人男子群70名（56.99±15.87歳）（平均値±標準偏差）、成人女子群254名（47.07±14.83歳）、未成年男子群298名（16.54±0.92歳）、未成年女子群230名（16.31±1.03歳）の4グループに分けてそれぞれ分析した。また、統計処理には、統計ソフトSPSS for Windows 11.0Jを用いて回帰分析を行い、全身と分節（セグメント）の間における体脂肪率の関係について検討した。その際、上肢の値については左右の腕の体脂肪率平均値を、また下肢の値については左右の脚の体脂肪率平均値をそれぞれ算出して分析データとした。

　全身の体脂肪率と分節の体脂肪率の回帰式は表5-1に示した。また、これらの回帰式は、成人男女、未成年男女のすべてのグループで強い相関がある一

表5-1　全身とセグメントの体脂肪率回帰式
〈X=全身体脂肪率（%）〉

成人男性	上肢体脂肪率（%）	$= 0.57X + 4.61$
	下肢体脂肪率（%）	$= 0.69X + 4.98$
	体幹部体脂肪率（%）	$= 1.29X - 4.22$
未成年男性	上肢体脂肪率（%）	$= 0.62X + 5.23$
	下肢体脂肪率（%）	$= 0.83X + 4.84$
	体幹部体脂肪率（%）	$= 1.19X - 4.49$
成人女性	上肢体脂肪率（%）	$= 1.01X - 2.34$
	下肢体脂肪率（%）	$= 0.68X + 12.11$
	体幹部体脂肪率（%）	$= 1.23X - 8.25$
未成年女性	上肢体脂肪率（%）	$= 0.97X - 1.93$
	下肢体脂肪率（%）	$= 0.72X + 12.51$
	体幹部体脂肪率（%）	$= 1.22X - 9.01$

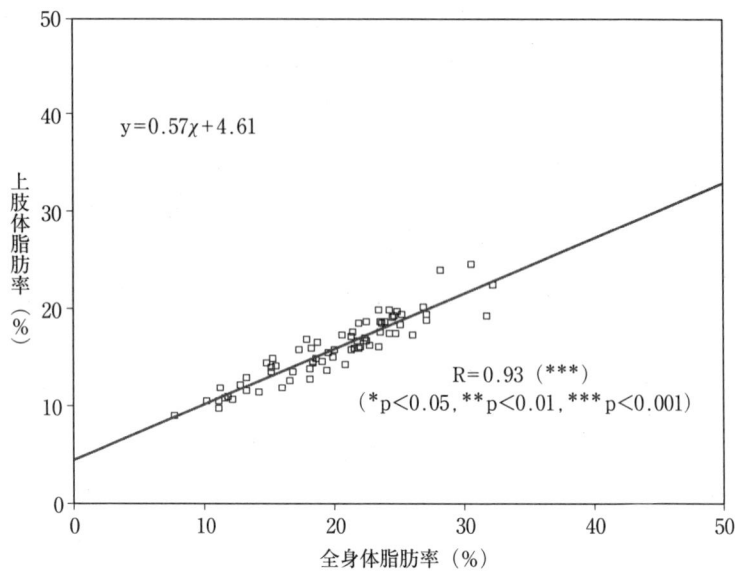

図5-1 全身体脂肪率と上肢体脂肪率の散布図（成人男性）

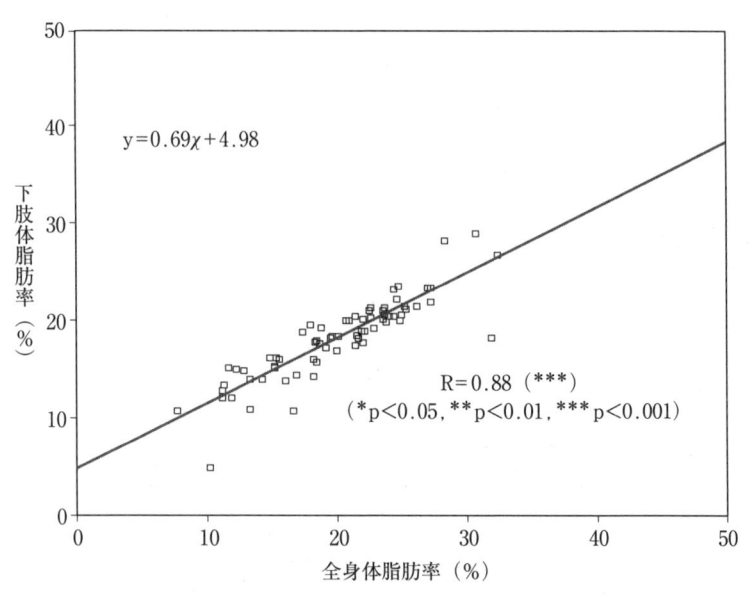

図5-2 全身体脂肪率と下肢体脂肪率の散布図（成人男性）

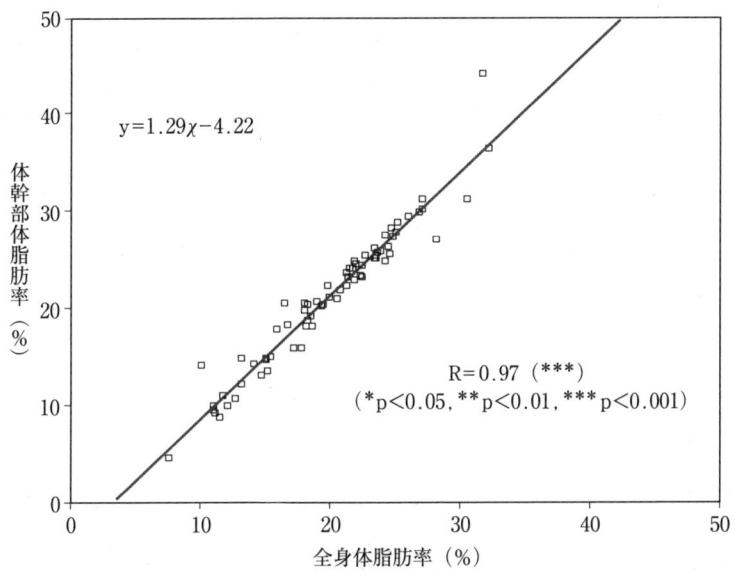

第 5 章　女性の身体組成における分節的評価　*81*

図5-3　全身体脂肪率と体幹部体脂肪率の散布図（成人男性）

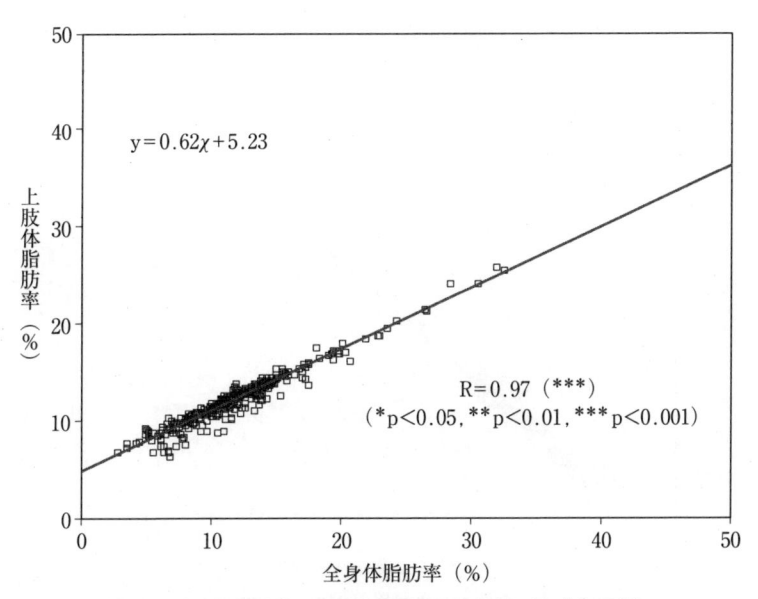

$y = 1.29\chi - 4.22$

$R = 0.97$ (***)
(*$p < 0.05$, **$p < 0.01$, ***$p < 0.001$)

図5-4　全身体脂肪率と上肢体脂肪率の散布図（未成年男性）

$y = 0.62\chi + 5.23$

$R = 0.97$ (***)
(*$p < 0.05$, **$p < 0.01$, ***$p < 0.001$)

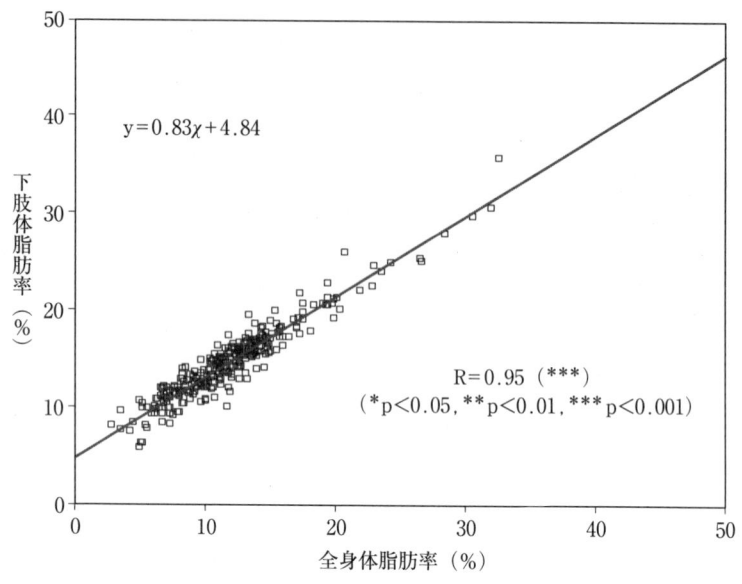

図5-5 全身体脂肪率と下肢体脂肪率の散布図（未成年男性）

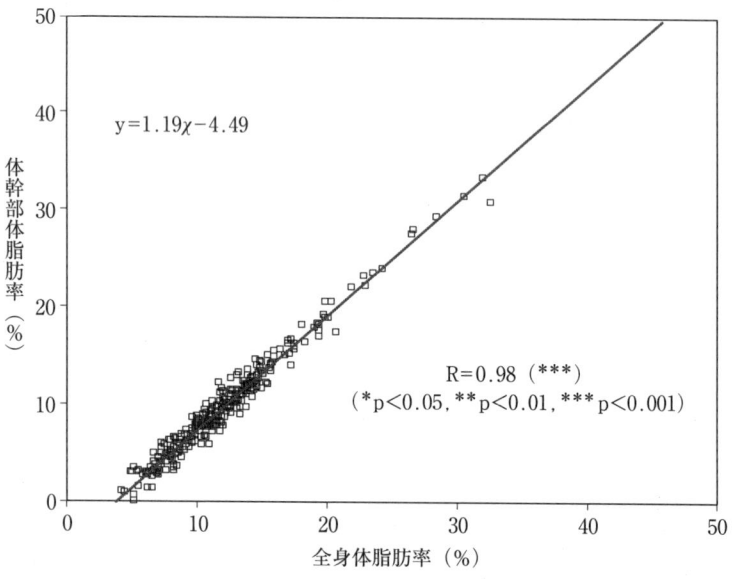

下肢体脂肪率において、$y=0.83x+4.84$、$R=0.95$ (***)、(*p<0.05, **p<0.01, ***p<0.001)

図5-6 全身体脂肪率と体幹部体脂肪率の散布図（未成年男性）

体幹部体脂肪率において、$y=1.19x-4.49$、$R=0.98$ (***)、(*p<0.05, **p<0.01, ***p<0.001)

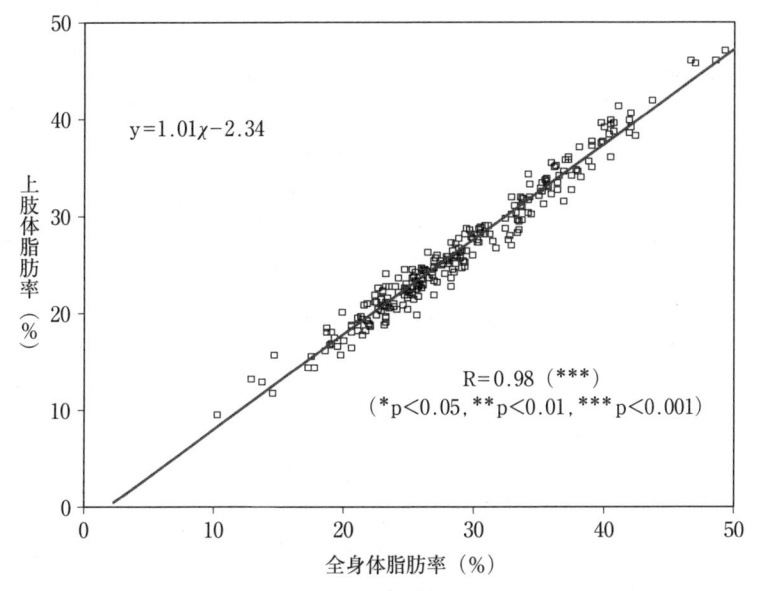

第5章 女性の身体組成における分節的評価　*83*

$y = 1.01\chi - 2.34$

$R = 0.98\ (***)$
($*p<0.05, **p<0.01, ***p<0.001$)

図5-7　全身体脂肪率と上肢体脂肪率の散布図（成人女性）

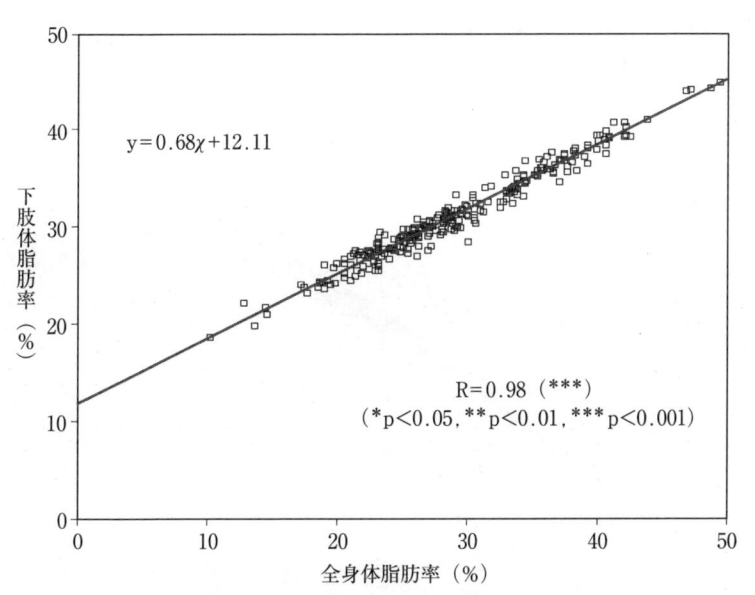

$y = 0.68\chi + 12.11$

$R = 0.98\ (***)$
($*p<0.05, **p<0.01, ***p<0.001$)

図5-8　全身体脂肪率と下肢体脂肪率の散布図（成人女性）

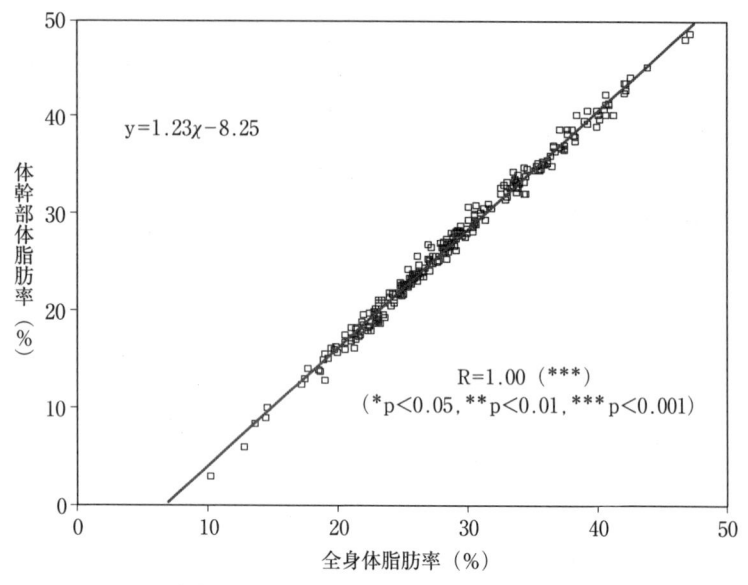

図5-9　全身体脂肪率と体幹部体脂肪率の散布図（成人女性）

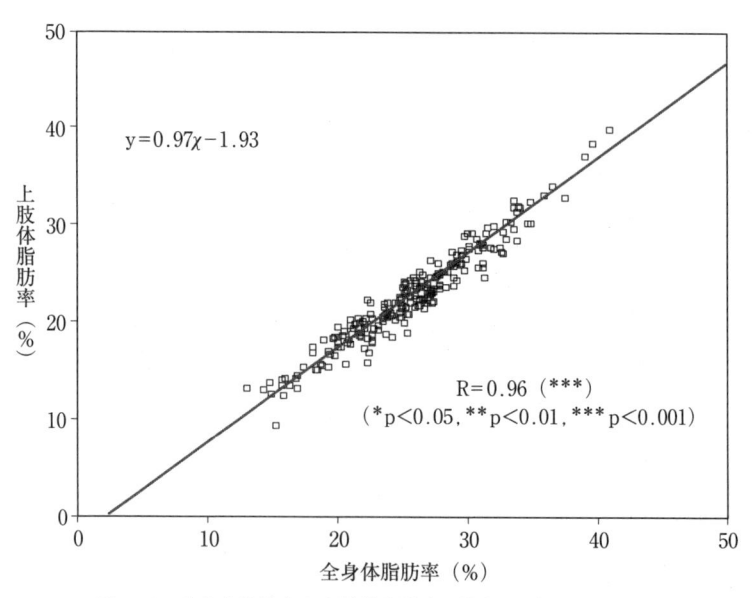

図5-10　全身体脂肪率と上肢体脂肪率の散布図（未成年女性）

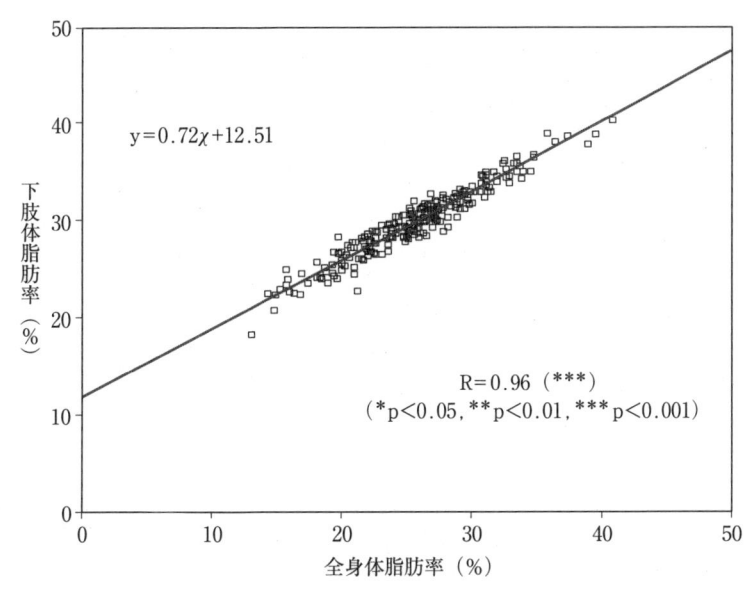

第 5 章　女性の身体組成における分節的評価　85

図5-11　全身体脂肪率と下肢体脂肪率の散布図（未成年女性）

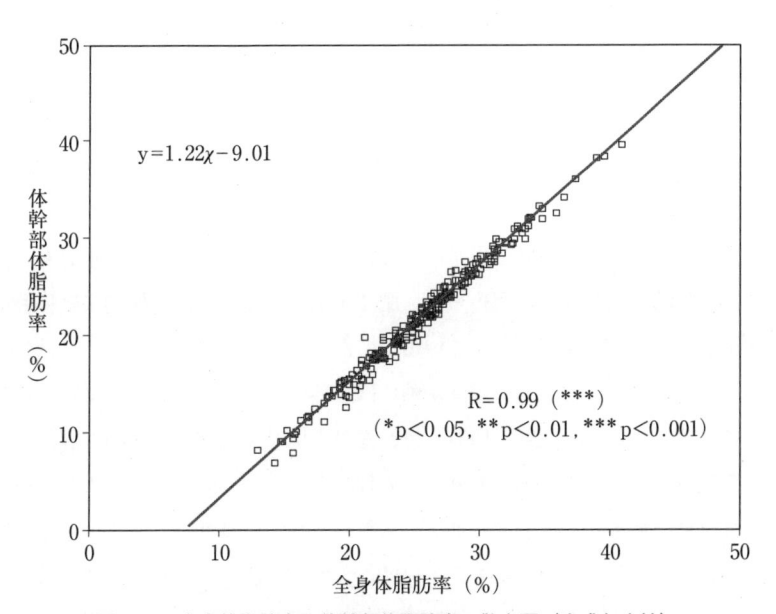

図5-12　全身体脂肪率と体幹部体脂肪率の散布図（未成年女性）

次回帰で示された（図5-1〜図5-12）。そして、それぞれの回帰式の傾きに注目すると、男性では体幹部が最も大きく、次いで下肢、上肢の順であった。一方、女性では体幹部が最も大きく、次いで上肢、下肢の順であった。

第3節　身体組成分節標準値の傾向

　さまざまな年齢層の人々の全身と分節（セグメント）の身体組成測定値から、自己評価するための回帰式を求めた結果、表5-1および図5-1〜図5-12で示されたように、全身と分節の体脂肪率の関係は、成人男女、未成年男女のすべてのグループで強い相関がある一次回帰式から評価できることが認められた。そして、その傾きに注目すると、グループによって、値が変化する割合や傾向には差異があると考えられた。それぞれの回帰式の傾きは、男性では"上肢＜下肢＜体幹部"の関係を示しており、女性では"下肢＜上肢＜体幹部"の関係を示していた。このことは、全身の体脂肪率が高くなるにつれて、男女とも体幹部の体脂肪率の値がより大きくなっていくことを示している。安部・福永（1995）は、規則的な運動習慣のない若年女性に関して、肥満者が痩身者よりも皮下脂肪厚が2.0〜2.5倍の値を示し、なかでも体幹部の皮下脂肪厚がやや倍率が高い傾向にあることを報告している。また、前章において、全身体脂肪率から成人女性を肥満群と正常群を分けて比較した結果、どの年齢層も、体幹部の体脂肪率に有意差が認められ、肥痩を決定する上で、分節的には体幹部の体脂肪率が大きな要因になっていることが示されている。これをこの結果と勘案すると、男女とも肥満の傾向が強いほど体幹部の脂肪が多くなる可能性が示唆される。さらに、大野（1991）は、減量を開始すると、まず腹部周囲の脂肪から減ってくるのが普通であり、その理由として、この部位の肥大した脂肪細胞は容易に縮小しやすいのに加え、分解されやすい特性をもっているからであると述べている。したがって、一般的に体幹部の脂肪は"増えやすく減りやすい"ものであると考えられ、今回の結果と一致している。一方、男性では上

肢の体脂肪率が、女性では下肢の体脂肪率が、全身体脂肪率の増減による変動が最も少ないことを示しており、これらの部位の脂肪が他の部位に比較して"増えにくく減りにくい"傾向にあることが推察された。その上で全身の標準体脂肪率の範囲（男性20％，女性25％）をみると、分節体脂肪率は、成人男性では"上肢＜下肢＜体幹部"を示し、全身体脂肪率は下肢に一番近かった。また、成人女性では"体幹部＜上肢＜下肢"を示し、全身体脂肪率は上肢に一番近かった。しかしながらこれらの関係は回帰式の傾きの違いから、全身体脂肪率の増減によって変化するものと考えられた。

第4節　身体組成分節標準値の活用

　次に、これらの分節標準値の活用について検討し、教育現場での活用法を考えた。求められた回帰式により算出される分節の体脂肪率は、全身の体脂肪率から見た分節の体脂肪率の標準値としてとらえることができるので、この値を実際に測定された個人の値と比較することで、その人が特に改善する必要がある部位を示すことが可能になると考えられる。具体的な活用例を次に示す。

　　（例）体脂肪減量を希望する成人女性 A 氏
　　　　　全身体脂肪率：25.0％，右腕体脂肪率：21.6％,
　　　　　左足体脂肪率：28.0％，体幹部体脂肪率：23.5％

　この例では、全身体脂肪率が25.0％であるので、表5-1で得られた回帰式に代入すると、セグメントの標準体脂肪率は、上肢：22.9％，下肢：29.1％，体幹部：22.5％である。これを、A 氏の測定値と比較すると、上肢と下肢は標準値より低い値を示しているが、体幹部については標準値より高い値を示していることになる。このことは、同じ全身体脂肪率を持つ人と比べて、体幹部については相対的に脂肪が多いかもしくは筋肉量が少ないことを示唆するものであ

る。そこで、A氏に対するダイエット指導としては、特に体幹部の筋肉（腹筋や背筋など）をトレーニングすることを推奨するのが効果的と考えられる。一般に、ダイエットの個別指導を行う際には、より具体的な目安を示すことが重要であると考えられるため、このように分節標準値を活用した助言指導は、健康ダイエットの指導に貢献するととらえられる。そこで、これをより活用しやすくするために、表5-1の回帰式に代表的な全身体脂肪率を代入して算出した分節標準値表を表5-2、表5-3に示した。ただし、身体のある特定の部分の脂肪だけを減らすこと（いわゆる部分やせ）は不可能であることが、科学的に示されている（コバート, 1990; 鈴木, 1994; 加藤, 1997; 漆原, 1999）。これに対して、筋肉は実際にトレーニングで動かす特定の部位を肥大させることができ、結果的にその部位の体脂肪率を減らすことが可能となる。フォックス（1984）は、ウエイトトレーニングが、相対的な体脂肪の減少と除脂肪体重の増加に効果があることを示している。よって、ここではその部分の脂肪を減らす目的ではなく、その部分の筋肉量を増やすことで、その部分の体脂肪率を下げるということを念頭においた指導をすべきであると考える。

第5節 ま と め

　本章では、さまざまな年齢層の人々の身体組成測定を行い、その測定値を全身と分節（セグメント）の双方から評価するための回帰式を求めることにより、身体組成の分節的標準値および分節的評価についての知見を得ることを試みた。その結果、以下のことが明らかとなった。

・全身と分節の体脂肪率は、有意で強い相関があった。
・これらの回帰式の傾きの値は、男性では"上肢＜下肢＜体幹部"を示した。また女性では"下肢＜上肢＜体幹部"を示した。
・全身の標準体脂肪率の範囲（男性20%、女性25%）において、全身の体

表 5-2　回帰式による身体組成分節標準値（20歳以上）

単位（％）

		10.0	11.0	12.0	13.0	14.0	15.0	16.0	17.0	18.0	19.0
	全身体脂肪率	10.0	11.0	12.0	13.0	14.0	15.0	16.0	17.0	18.0	19.0
男性	上肢標準体脂肪率	10.3	10.9	11.5	12.0	12.6	13.2	13.7	14.3	14.9	15.4
	下肢標準体脂肪率	11.9	12.6	13.3	14.0	14.6	15.3	16.0	16.7	17.4	18.1
	体幹部標準体脂肪率	8.7	10.0	11.3	12.6	13.8	15.1	16.4	17.7	19.0	20.3
女性	上肢標準体脂肪率	7.8	8.8	9.8	10.8	11.8	12.8	13.8	14.8	15.8	16.9
	下肢標準体脂肪率	18.9	19.6	20.3	21.0	21.6	22.3	23.0	23.7	24.4	25.0
	体幹部標準体脂肪率	4.1	5.3	6.5	7.7	9.0	10.2	11.4	12.7	13.9	15.1

		20.0	21.0	22.0	23.0	24.0	25.0	26.0	27.0	28.0	29.0
	全身体脂肪率	20.0	21.0	22.0	23.0	24.0	25.0	26.0	27.0	28.0	29.0
男性	上肢標準体脂肪率	16.0	16.6	17.2	17.7	18.3	18.9	19.4	20.0	20.6	21.1
	下肢標準体脂肪率	18.8	19.5	20.2	20.9	21.5	22.2	22.9	23.6	24.3	25.0
	体幹部標準体脂肪率	21.6	22.9	24.2	25.5	26.7	28.0	29.3	30.6	31.9	33.2
女性	上肢標準体脂肪率	17.9	18.9	19.9	20.9	21.9	22.9	23.9	24.9	25.9	27.0
	下肢標準体脂肪率	25.7	26.4	27.1	27.8	28.4	29.1	29.8	30.5	31.2	31.8
	体幹部標準体脂肪率	16.4	17.6	18.8	20.0	21.3	22.5	23.7	25.0	26.2	27.4

		30.0	31.0	32.0	33.0	34.0	35.0	36.0	37.0	38.0	39.0
	全身体脂肪率	30.0	31.0	32.0	33.0	34.0	35.0	36.0	37.0	38.0	39.0
男性	上肢標準体脂肪率	21.7	22.3	22.9	23.4	24.0	24.6	25.1	25.7	26.3	26.8
	下肢標準体脂肪率	25.7	26.4	27.1	27.8	28.4	29.1	29.8	30.5	31.2	31.9
	体幹部標準体脂肪率	34.5	35.8	37.1	38.4	39.6	40.9	42.2	43.5	44.8	46.1
女性	上肢標準体脂肪率	28.0	29.0	30.0	31.0	32.0	33.0	34.0	35.0	36.0	37.1
	下肢標準体脂肪率	32.5	33.2	33.9	34.6	35.2	35.9	36.6	37.3	38.0	38.6
	体幹部標準体脂肪率	28.7	29.9	31.1	32.3	33.6	34.8	36.0	37.3	38.5	39.7

		40.0	41.0	42.0	43.0	44.0	45.0	46.0	47.0	48.0	49.0
	全身体脂肪率	40.0	41.0	42.0	43.0	44.0	45.0	46.0	47.0	48.0	49.0
男性	上肢標準体脂肪率	27.4	28.0	28.6	29.1	29.7	30.3	30.8	31.4	32.0	32.5
	下肢標準体脂肪率	32.6	33.3	34.0	34.7	35.3	36.0	36.7	37.4	38.1	38.8
	体幹部標準体脂肪率	47.4	48.7	50.0	51.3	52.5	53.8	55.1	56.4	57.7	59.0
女性	上肢標準体脂肪率	38.1	39.1	40.1	41.1	42.1	43.1	44.1	45.1	46.1	47.2
	下肢標準体脂肪率	39.3	40.0	40.7	41.4	42.0	42.7	43.4	44.1	44.8	45.4
	体幹部標準体脂肪率	41.0	42.2	43.4	44.6	45.9	47.1	48.3	49.6	50.8	52.0

表5-3　回帰式による身体組成分節標準値（20歳未満）

単位（%）

		10.0	11.0	12.0	13.0	14.0	15.0	16.0	17.0	18.0	19.0
	全身体脂肪率	10.0	11.0	12.0	13.0	14.0	15.0	16.0	17.0	18.0	19.0
男性	上肢標準体脂肪率	11.4	12.1	12.7	13.3	13.9	14.5	15.2	15.8	16.4	17.0
	下肢標準体脂肪率	13.1	14.0	14.8	15.6	16.5	17.3	18.1	19.0	19.8	20.6
	体幹部標準体脂肪率	7.4	8.6	9.8	11.0	12.2	13.4	14.6	15.7	16.9	18.1
女性	上肢標準体脂肪率	7.8	8.7	9.7	10.7	11.7	12.6	13.6	14.6	15.5	16.5
	下肢標準体脂肪率	19.7	20.4	21.2	21.9	22.6	23.3	24.0	24.8	25.5	26.2
	体幹部標準体脂肪率	3.2	4.4	5.6	6.9	8.1	9.3	10.5	11.7	13.0	14.2
	全身体脂肪率	20.0	21.0	22.0	23.0	24.0	25.0	26.0	27.0	28.0	29.0
男性	上肢標準体脂肪率	17.6	18.3	18.9	19.5	20.1	20.7	21.4	22.0	22.6	23.2
	下肢標準体脂肪率	21.4	22.3	23.1	23.9	24.8	25.6	26.4	27.3	28.1	28.9
	体幹部標準体脂肪率	19.3	20.5	21.7	22.9	24.1	25.3	26.5	27.6	28.8	30.0
女性	上肢標準体脂肪率	17.5	18.4	19.4	20.4	21.4	22.3	23.3	24.3	25.2	26.2
	下肢標準体脂肪率	26.9	27.6	28.4	29.1	29.8	30.5	31.2	32.0	32.7	33.4
	体幹部標準体脂肪率	15.4	16.6	17.8	19.1	20.3	21.5	22.7	23.9	25.2	26.4
	全身体脂肪率	30.0	31.0	32.0	33.0	34.0	35.0	36.0	37.0	38.0	39.0
男性	上肢標準体脂肪率	23.8	24.5	25.1	25.7	26.3	26.9	27.6	28.2	28.8	29.4
	下肢標準体脂肪率	29.7	30.6	31.4	32.2	33.1	33.9	34.7	35.6	36.4	37.2
	体幹部標準体脂肪率	31.2	32.4	33.6	34.8	36.0	37.2	38.4	39.5	40.7	41.9
女性	上肢標準体脂肪率	27.2	28.1	29.1	30.1	31.1	32.0	33.0	34.0	34.9	35.9
	下肢標準体脂肪率	34.1	34.8	35.6	36.3	37.0	37.7	38.4	39.2	39.9	40.6
	体幹部標準体脂肪率	27.6	28.8	30.0	31.3	32.5	33.7	34.9	36.1	37.4	38.6
	全身体脂肪率	40.0	41.0	42.0	43.0	44.0	45.0	46.0	47.0	48.0	49.0
男性	上肢標準体脂肪率	30.0	30.7	31.3	31.9	32.5	33.1	33.8	34.4	35.0	35.6
	下肢標準体脂肪率	38.0	38.9	39.7	40.5	41.4	42.2	43.0	43.9	44.7	45.5
	体幹部標準体脂肪率	43.1	44.3	45.5	46.7	47.9	49.1	50.3	51.4	52.6	53.8
女性	上肢標準体脂肪率	36.9	37.8	38.8	39.8	40.8	41.7	42.7	43.7	44.6	45.6
	下肢標準体脂肪率	41.3	42.0	42.8	43.5	44.2	44.9	45.6	46.4	47.1	47.8
	体幹部標準体脂肪率	39.8	41.0	42.2	43.5	44.7	45.9	47.1	48.3	49.6	50.8

脂肪率に最も近い値を示すのは、成人男性では下肢、成人女性では上肢であった。しかしながらこれらの傾向は、全身体脂肪率の増減によって異なることが示された。
・分節標準値の設定と活用は、効果的なダイエット教育をするための有益な方法の一つであることが明らかにされた。

第6章

健康ダイエットにおける自己評価法「自己採点式ダイエット」

　本章では、効果的な健康ダイエットプログラムを開発するにあたり、科学的根拠に基づいた具体的な項目を検討し、総合的に自己評価できる方法の開発およびその効果について論考する。

第1節　自己採点による行動評価「自己採点式ダイエット」

　近年、栄養過剰や運動不足など食生活やライフスタイルが大きく変化したことにより、生活習慣病が急増しているが、その大きな原因としてわが国における肥満人口の急増が挙げられる（中村，2009）。この肥満を予防・改善するためには、健康的に過剰な体脂肪を減らす行動が必要となる。しかし、多くの人々が取り組んでいるダイエット行動には問題の多いものも含まれている。例えば、青年期を迎えた世代の間では痩身願望が非常に強く、無理なダイエットのために健全な心身の発達に障害をきたす恐れがあるという指摘（細川，1985; 河合ら，1985; 竹内ら，1987）がある。とりわけ青年期女性においては、自己の体型を実際よりも過度に太っていると誤認する者が多いとの報告（外山ら，2000; 本書第2章）もある。このような痩身志向者のなかには、減量行動

へとつながり（井上ら，1992; 矢倉ら，1993, 1996）、ダイエットを契機として家庭内における親との関係（過保護・過干渉など）によるストレス、学校や職場などにおける不適応など、さまざまな心理的・社会的問題が重なり合って摂食異常を誘発する者がいるなどの問題が指摘されている（高木，1991）。この自分の体重を減らしたい、スレンダーな身体でいたいといった痩身志向は、今や社会的な圧力となり（Connor-Greene PA, 1988; Ritchie J, 1988）、青年期にとどまらず、小学生においてもその志向が認められている（松浦，2000b）。そして、加齢による基礎代謝の低下から体脂肪率の上昇を生じ、その対策として中高年層の人々が前述のようなダイエット行動に取り組んだ場合、栄養のバランスを失って体調を壊し、病気がちになる可能性がある。その結果、活動的な生活を維持するのが困難となり、精神的にも落ち込むことが多くなるとも考えられ、心身に深刻なダメージを与えることも懸念される。これらのことから、すべての年齢層の人々に対して、正しいダイエットの教育・支援が早急に必要な状況と考えられ、健康的でかつ効果的なダイエット方法について検討することは、人々のQOLの向上および健康教育・支援上、非常に有益と考えられる。

　一方、ダイエットによって健康障害を招く、あるいは効果を十分に上げられない原因の一つとしては、その実施方法が単一的であることが考えられる。例えば、安易な単品主義にとらわれて同じ物を一定期間食べ続ける方法（大野，1991）など、ある一つだけの行動を実施して短期間に効果を上げようとするものがこれにあたる。また、個々人の嗜好や事情を考慮せずに高いストレス状態で取り組むような内容であっても、十分な効果が現れる前に挫折し、継続できない点で問題がある。よって、これらの点を回避するような方法を考えなければならない。すなわち食事・運動・生活習慣を総合的にとらえた内容で、かつ個々人の嗜好や事情を考慮した方法を開発することが重要である。これにより、ストレスが少なくて継続しやすい、なおかつ安全性の高いダイエットが実現できると考えられる。

　そこで本章では、人々のQOLの向上に資するために、健康的でかつ効果的

なダイエット方法として、科学的根拠に基づいた内容で、食事・運動・生活習慣をすべて含んだ項目を検討し、それらを総合的に自己評価できる「自己採点式ダイエット」の開発を試みた。

第2節 「自己採点式ダイエット」の項目と内容

　体脂肪減量に効果的な行動について、先行研究より学術的に有効と示されたものについて検討し、食事・運動・生活習慣を総合的に網羅した10（小項目は15）のチェック項目を設定した。そして、これらの項目を総合的に評価するために、合計得点が1日100点になるように各項目の配点を考えた。ただし、この配点については厳密な基準を検討して細かく設定するのではなく、あえて簡便に評価できることを優先させて計算しやすい5点あるいは10点ごととした。基本的な評価の方法は、まず実施者がこれらの各項目内容を実施できたか否かによって得点または減点し、1日の合計得点を算出する。そしてこの合計得点を継続的に記録していき、そこから算出された1日あたりの平均点によって、肥満予防・改善という観点から見た場合の自分の日常生活が、100点満点に対して何点であるかによって自己評価するものとした。このように、自分で自分自身の生活について採点することから、この方法を「自己採点式ダイエット」と名づけ、項目を一覧表にして記入できるチェックリストを作成した。

　以下は各項目設定についての理由および学術的根拠を示したものである。

項目1：ココアを飲んだ（配点10点）

　ココアの原料は、カカオ豆であるが、近年、カカオ豆成分の生理作用に関する研究が進み、カカオ豆テオブロミンやリグニンによる抗肥満、ポリフェノールの抗酸化作用が報告されている。ヒトがテオブロミンを経口摂取すると、消化管から吸収され、速やかに最大血中濃度に達し、カフェインと同様にアデノ

シンレセプターに作用する。また、ホスフォジエステラーゼを阻害し、種々の薬理効果（心拍数の増加、血管拡張、気管支拡張、利尿作用）をもたらす。テオブロミンには、カフェインのように特徴的な中枢神経興奮作用はみられず、逆に精神安定化に関与するといわれ、脂肪分解作用を示し、抗肥満効果が期待される。一方、通常の食品にはあまり含まれていないリグニン（食物繊維）は、コレステロール吸収に重要なファクターであるコレステロールと胆汁酸のミセル形成を阻害する。このため、ヒトは、リグニンの摂取により、血中コレステロールの上昇が抑制される。リグニンは他の食物繊維と同様に、消化に時間を要するため、糖質の吸収を遅らせ、血糖値の急激な上昇を防ぎ、糖尿病や肥満の予防につながると考えられている（宮澤，2007）。また、ココアは、カカオの粉末から脂肪分を減らして水に溶けやすくしたものであることから（田多井，1990）、同じカカオ豆が原料でつくられるチョコレートよりも抗肥満に優れていると考えられる。さらに、栄養面から見ると、ココアにはタンパク質をはじめとする身体の必須栄養素が多く含まれており、中でも不足しがちなビタミンB1、ビタミンB2、カルシウムが多く含まれ、栄養バランスを整える効果もあることから、健康の維持にも貢献する食品と考えられる。このように健康に貢献し、かつ取り立てて特別高価な食品でも薬品でもないココアを摂取することで、テオブロミンによる血管拡張効果を生じさせ（宮澤，2007）、これが体温の上昇や代謝量の増大につながることから、ココアの摂取が健康的ダイエットに有効であると考え、項目1に設定した。

　また、ココアを摂取するタイミングについては、一般的に体温が最も低い朝一番に摂取するのが最も効果的と判断されることと、アイスココアよりもホットココアの方が体温の維持に貢献すると考えられるため、「朝一番にホットココアを摂取」というのが良いと考えた。以上より、この項目の採点基準として、ホットかアイスかを問わず、とにかく1日1杯でもココアを飲んだら5点、もし朝一番でホットココアを飲んだ場合はさらにプラス5点で合計10点獲得という評価にした。ちなみに、一般的にココアは砂糖とミルクが含まれた粉末の状態で市販されているものが多く見られるが、砂糖やミルクはココアに含ま

れるテオブロミンの効果を妨げないので、ここでは後述するコーヒーなどのカフェイン摂取の場合とは異なり、砂糖やミルクを含んでいるものを摂取してもよいものとする。

項目2：背中と両手を氷で冷やした（配点5点）

　脂肪組織を構成する脂肪細胞は、褐色脂肪細胞と白色脂肪細胞の2種類がある。褐色脂肪細胞は、蓄積した脂肪を酸化、分解して、その結果得られたエネルギーを熱として放散している「熱産生組織」である（松村・佐藤，2001; 松下ら，2004; 瀧井，2007）。褐色脂肪細胞は、肩甲骨間や腎臓周辺に限局して存在し、ミトコンドリアを多く含有するが、このミトコンドリアに褐色脂肪細胞の熱産生能を担うタンパク質、ミトコンドリア脱共役タンパク1（UCP1）が発現している。UCP1は熱産生を促進するが、これは主に交感神経の作用により制御されている。このことから、褐色脂肪細胞は、寒冷下における体温の維持や過剰に摂取したエネルギーを熱として放散・消費する機能を有するものと考えられる。したがって、抗肥満という観点からすると、「熱産生組織」である褐色脂肪組織機能の亢進は、有効な手段の一つであると考えられる（植村ら，2007）。また、UCP1は、褐色脂肪細胞のβアドレナリン受容体の刺激によって活性化される。すなわち、寒冷暴露や多食などによる交感神経の活動亢進やβ受容体アゴニスト投与によってβ受容体が刺激されると、アデニル酸シクラーゼ→プロテインキナーゼA→ホルモン感受性リパーゼと一連の酵素が活性化され、細胞内中性脂肪から脂肪酸が遊離する。この脂肪酸は、酸化分解されて熱源となるのみならず、UCP1に直接作用してH+チャネル機能を活性化する作用を持つとされている（斉藤，2003）。β受容体刺激は即時的にUCP1熱産生を活性化すると同時に、UCP1遺伝子発現促進、ミトコンドリア増生、褐色脂肪細胞増加を引き起こし、個体としての熱産生能力を高めてエネルギー消費を亢進させる。交感神経—β受容体系は、細胞内機構で白色脂肪細胞での中性脂肪の分解も促進するので、遊離した脂肪酸が褐色脂肪UCP1によって熱へと散逸されることになり、全体として体脂肪を減少させることに

なる。寒冷刺激やレプチンなどによる体脂肪の減少は、このようなメカニズムによっていると考えられる（斉藤，2003）。げっ歯類などの実験動物と異なり、ヒトでは新生児期を除き、褐色脂肪細胞は存在しないとされてきたが、近年の研究でヒト成人でも褐色脂肪細胞が高頻度に存在することが明らかとなった（植村ら，2007）。よって、これらの先行研究より、肩甲骨周辺に存在する褐色脂肪細胞は、寒冷刺激などによって活性化され、体温の上昇を促進し、熱産生することで代謝が亢進されるため、体脂肪の減少に貢献すると考えられる。また、この寒冷刺激は褐色脂肪細胞周辺を直接刺激する以外に、身体表面に点在する冷点という感覚器官を寒冷刺激することによっても、活性化すると考えられる。人間の手にはこの冷点が比較的多く点在しており、このことから両手を冷やすことで、褐色脂肪細胞が活性化するととらえられる。このように、それほど手間と時間がかからず、簡便に実施できる背中と両手を冷やすという行動によって、体温上昇をはじめとするエネルギー消費促進効果が期待できることから、この行動を項目2に設定した。

また、寒冷刺激をするタイミングについては、一般的に体温が最も低い朝一番に行うのが最も効果的と判断されることにより、項目には「朝一番に」という文言を加えて推奨した。ただし、長時間冷やし続けることで冷たさに慣れ、この反応が鈍くなることが考えられるため、冷やす時間については、あくまでも刺激として氷で30秒程度冷やすだけにとどめた方が、むしろ体温上昇による脂肪燃焼効果が期待できると考えた。以上より、この項目の採点基準として、朝一番に背中と両手を30秒間冷やした場合、5点獲得という評価にした。

項目3：食後にブラックコーヒーを飲んだ（カフェインを砂糖抜きで摂取した）（配点5点）

カフェインは、ノルアドレナリンやアドレナリンの分泌を刺激し、ホルモン感受性リパーゼを活性化して貯蔵脂肪の分解を促す。また、C-AMP分解酵素のホルホジエステラーゼ活性を阻害して、C-AMP量を脂肪細胞に増やすやり方でも、体脂肪の分解を高める（鈴木，1988）。この作用を介してカフェイ

ンは、血中の脂肪酸レベルを高め、筋肉による脂肪酸のエネルギー代謝を活発化し、グリコーゲンの消費を節約してスタミナに寄与する。しかし、カフェインの分解作用は、ブドウ糖を摂ることによって打ち消される。また、カフェインの取りすぎは記憶障害、不安感、耳鳴りなどをもたらすこともある（鈴木，1988）。よって、カフェインによる脂肪減量効果を高めるためには、ブラックコーヒーに代表されるカフェインを砂糖抜きで摂取することが重要と考えられるものの、飲みすぎに注意を払う必要がある。鈴木（1995）は、カフェインによる脂肪減量を効果的にする例として、昼下がりにブラックコーヒーを2杯飲んで、その後にダンベル運動をして、速足で夕食の買い物に出かけることを挙げている。つまり、1日2杯程度でもカフェインの効果は期待できるという理解をしておき、必要以上に摂取しないようにすることが大切である。また、カフェインは刺激物であることから、胃腸の粘膜に与える影響を考慮すると、空腹時の摂取は健康を損ねる恐れがあり、食後の摂取が適当と考えられる。このような理由から、特別高価な食品ではないカフェインを上手に摂取する、すなわち空腹時を避けた食後、1日あたり2杯程度摂取することで、体脂肪の分解が促進され、健康的ダイエットに有効と考えられることから、項目3に設定した。ただし、カフェインを砂糖と一緒に摂取した場合はその効果が十分に期待できないと考えた。以上より、この項目の採点基準として、1日1～2杯のコーヒーなど、とにかくカフェインを砂糖抜きで摂取した場合5点獲得、砂糖入りで摂取した場合は、摂取しなかった場合と同等と考え、0点という評価にした。

項目4：昼寝をしなかった（配点10点）

　1日の生活の中で、エネルギー消費が一番小さく、体脂肪の合成が最も進むのが睡眠中であることから（鈴木，1988）、睡眠時間を必要以上に多くとりすぎることは、1日の総消費エネルギー量を小さくしてしまうだけでなく、体脂肪の蓄積を促進する可能性が高い。このことから、脂肪減量という観点から見れば、昼寝は好ましくない行動といえる。また、睡眠は体脂肪の合成に直接作

用する要因であり、その影響を鑑みて配点を10点とし、項目4に設定した。しかし、健康面から考えると睡眠不足は好ましくはなく、夜の睡眠で十分な時間を確保することに留意する必要があるが、その上で昼寝をできるだけ避ける方が脂肪減量には効果的と考えられる。個人差を考慮する必要はあるものの、おおよそヒトの適正睡眠時間を6～8時間とすると、16～18時間連続して目覚めている状態が可能である。そこで、この項目の採点基準として、とにかく朝起きてから夜眠るまで眠らなかった場合は5点、その時間が16時間以上であった場合には健康面でより望ましい状態と考えられるため、さらにプラス5点で10点獲得という評価にした。

項目5：入浴は夕食後にした（配点10点）

　夕食は1日の中で最も豪華なご馳走として位置づけられるのが一般的であるが、夕食後には睡眠が待っているのが普通であり、1日で最もエネルギー消費が小さくなる時間帯を控えて、1日で最大のエネルギー摂取することになりやすい。したがって、夕食と就寝の間隔を大きくとり、活動時間を長くして活動量を確保することが、減量には大切である。また、この夕食後の時間帯に運動することは非常に有効である（鈴木, 1988）。しかし、この夕食後から就寝までの時間に、多くのエネルギー消費するのは難しいと推察される。例えば、夕食後は誰もがゆったりとした過ごし方をするのが一般的であるし、残業などで遅い時間に帰宅した場合は、夕食の時間は必然的に遅くなり、就寝までの時間が長く確保できない。この結果、夕食で摂取したエネルギー量に対して消費したエネルギーが少ない状態で睡眠に入り、脂肪合成をより促進してしまうことにつながると考えられる。

　一方、入浴は、1日の汚れを洗い流して身体を清潔にすることや、リラックスさせるだけでなく、体や髪の毛を洗う作業で全身を動かす他、お湯によって体温を向上させ、血流を促進し、全身の新陳代謝を活発にさせる。その結果、エネルギー代謝も活発になり、エネルギー消費が比較的少ないこの時間帯においては、大きなエネルギーを消費する非常に貴重なチャンスとなりうる。よっ

て、この貴重なチャンスを夕食前に済ませてしまうと、夕食で摂取したエネルギーを消費する割合が小さくなる可能性が高いと考えられる。以上のような理由から、夕食と入浴のタイミングの重要性を認め、この項目5を設定した。そして、この項目の採点基準として、入浴が夕食の後だった場合に5点、その上で夕食後から4時間以上経過してから就寝した場合は、さらにプラス5点で10点獲得という評価にした。

項目6：夜食しなかった（配点10点）

　貯蔵脂肪の分解は、食物、特に炭水化物性食品を食べると抑制され、血中の脂肪酸レベルが急速に低下する。よって、絶食時間を長く確保することは、減量には有効であり、間食で脂肪分解を阻害しないことが大切である（鈴木，1988）。したがって、脂肪減量という観点から考えると、間食は避けるべきである。中でも特に夜食（夕食後から就寝時までの間に摂る間食）は、その後比較的短い時間で睡眠という1日で最も消費エネルギーが小さく、かつ脂肪合成が進みやすい時間帯を控えているので、ここで摂ったエネルギーが脂肪に合成される率が非常に高くなると予想される。このような理由から、この項目を設定した。そして、この項目の採点基準として、夕食後の間食である夜食をしなかった場合には5点、1日を通して朝昼夕の3食以外に一切間食をしなかった場合はさらにプラス5点で10点獲得という評価にした。

項目7：お酒を飲まなかった（配点5点）

　ヒトは、アルコール摂取により、アルコール脱水素酵素の作用で肝臓中の水素が増えるほど、肝臓中に脂肪が増えるといわれている（田多井，1990）。これは、細胞中でエネルギー生産の役を果たしているミトコンドリアが脂肪酸を使わずにアルコールから出た水素を使ってエネルギーをつくることにつながると考えられる。つまりアルコールがあると、肝臓は脂肪によるエネルギー供給を少なくし、アルコールを燃焼してエネルギーを生産する。この結果、摂取した脂肪が肝臓に貯蔵されやすくなり、脂肪肝が発生する誘因となる。さらに

血液中の脂肪量も高まる（田多井，1990）。したがって、アルコールを含む酒類を摂取すると、酒そのものに含まれるカロリーを摂取するだけでなく、アルコールの肝臓内での反応により、すでに身体内にある脂肪の分解を阻害する原因となる。また、アルコールの摂取は夜であることが一般的と思われるが、その場合比較的短い時間の後に就寝を控えているため、体脂肪の蓄積に直結しやすい。よって、これらが肥満に大きな影響を及ぼすことを鑑み、お酒を飲まなかったことを項目7に設定した。そして、この項目の採点基準として、一滴もアルコールを飲まなかった場合は5点、少しでも飲んだ場合は得点なしで0点とした。さらに、就寝直前に飲んだ場合は、脂肪蓄積にとってあまりに好条件なために、マイナス5点という評価にした。

項目8：たばこを吸わなかった（配点5点）

　喫煙による心臓血管系機能の変化をもたらす主役は、ニコチンである。また、喫煙時の皮膚温低下は血管収縮によるものであり、毛細血管でこの血行阻害が生じると末梢組織の健康に悪影響を及ぼす。一方、喫煙によりCOが吸収され、血液中の赤血球と結合してCO-Hbとなることで、赤血球本来の仕事である酸素の運搬を阻害する（浅野，1992）。つまり、たばこを吸った場合には、主にニコチンと一酸化炭素の影響から血管収縮とCO-Hb量の増加によって、酸素運搬能力が低下して、脂肪の燃焼がスムーズにいかなくなり、基礎代謝量が低下すると考えられる。また、当然のことながら健康面から考えても喫煙は好ましい事ではない（浅野，1992）ことから、この項目8を設定した。

　一方、喫煙習慣のない非喫煙者の人々についても、たばこを吸う人の近くにいれば、煙に含まれる有害成分を吸わされることになる（受動喫煙）。近年、この受動喫煙による健康への悪影響が社会的に認識され、公共の建物内での喫煙を禁止することを定めた健康増進法が成立したことによって、受動喫煙の機会は以前よりは減ったものの、家に喫煙者がいる場合など、本人の意志に反して受動喫煙させられるケースもある。これらのことを考慮した上で、この項目の採点基準として、たばこを吸わなかった場合（受動喫煙も含む）はそれだけ

で5点、1本でも吸ったかあるいは吸っている人の近くにいた場合は得点なしで0点とした。さらに1日20本以上吸った場合は、基礎代謝を著しく低下させている可能性が高いため、マイナス5点という評価にした。

項目9：バランスの良い食事をした（配点10点）

　大野（1991）は、誤ったダイエットに陥らないための注意点として、安易な単品主義にとらわれないことや、できるだけ数多くの食品をバランスよく摂った上で、全体のカロリーを抑えること、いかなる健康食品でもそれを摂るだけでやせられるものはないことなどを挙げている。また、加藤（1997）は、特定の食品だけを摂るダイエットの危険性を主張し、1日30種類以上の食品を摂ることを推奨している。そして、健康的ダイエットの例として、三大栄養素のバランスについて、糖質：タンパク質：脂肪＝60：15〜25：15〜25の割合で摂取することを奨めている。さらに、食事を抜いたり絶食した場合には太りやすくなることも述べ、3食規則正しく摂ることを推奨している。これらのことは、たとえダイエット中であっても、摂取する栄養素は一定のバランスを保ちながら、全体的な過剰エネルギー分を抑えることの重要性を示しており、欠食したり偏食したりして、著しくバランスを崩してまでダイエットに取り組むことは望ましくないと考えられる。バランスのよい食事ができれば、必

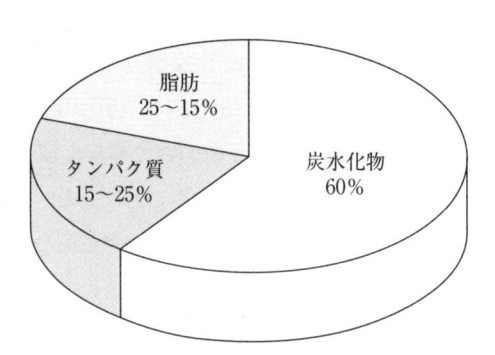

図6-1　理想的な三大栄養素のバランス
（加藤哲也：「一つしかない本当のダイエット」p.100、主婦の友社、1997）

然的に脂肪や炭水化物の取りすぎを防ぐことになり、これを心がけることで十分な脂肪減量効果が期待できるとの考えから、この項目9を設定した。ただし、細かいカロリー計算や、バランスの計算をすることには固執せず、できる範囲でという程度で採点してよいと考えた。採点基準としては、極端なアンバランスや食べ過ぎ、欠食をせず、できるだけバランスよく摂取することを心がけた場合は10点という評価にした。

項目10：効果的な運動をした（配点30点：小6項目各5点）

健康的に脂肪を減量するために運動が不可欠であることは、周知の事実であると考えられる（鈴木，1995; 加藤，1997）。よって、100点満点中30点を運動に関する項目として設定した。ただし、その運動の種類、内容、実施のタイミングなど、細かい点について以下のように分けて設定した。

項目10-1：1日の中で何らかの運動をした場合（配点5点）

大野（1991）は、太っている人の1日の総歩数は、太ってない人の約半分であり、1日のうちで起きて活動している時間帯の運動の強さについて、肥満者は心臓や肺の機能を向上させる程度の強さの運動が日常生活中十分に行われていないと述べている。また、これに加えて、減量のための生活活動面でのライフ・スタイル改革は、特別な運動をとり入れるということではなく、できるだけ体をよく動かす活動的な生活習慣を身につけることが大切であるとしている。週1回ぐらいの頻度でジョギングや水泳、テニスなどのエアロビクス運動をするよりも、まず日常の活動量を増すことに専念する方が効果的であると述べている。これらの提言は、どんなスポーツ種目がダイエットに良いかを考える前に、まず日常生活の中で身体を活動的に動かすことが重要であることを示唆している。よって、この項目を設定し、採点基準として1日のなかで、どのような運動でもよいから何か運動をした場合、例えばダイエット体操をした、いつも車で出かけるスーパーに自転車あるいは歩いて行った、通勤や通学でしっかり歩いたなどを含め、自分で運動をしたという自覚がある場合には、5

点獲得という評価にした。

項目10-2：運動した時間が夕食後だった場合（配点5点）

　項目5の「入浴は夕食後にした」で述べた理由と同様に、夕食と就寝の間隔を大きくとり、活動時間を長くして活動量を確保することが減量には大切であり、この夕食後の時間帯に運動することは非常に有効である（鈴木，1988）。しかし、この夕食後から就寝までの比較的短い時間に、たくさんのエネルギーを消費するのは、一般的にはやや難しいと考えられる。このため、少しでも多くのエネルギーをこのタイミングで消費することが、脂肪減量に対して非常に有効である。よって、この項目を設定し、採点基準として、運動を実施したタイミングが夕食後から就寝までの時間帯であった場合、5点獲得という評価にした。

項目10-3：ストレッチングなど柔軟性を高める運動が含まれていた場合（配点5点）

　ダイエットのために運動を行う場合、運動の初心者には最初ストレッチ運動が有効である（鈴木，1995）。また、どのような運動をする際にも準備運動を行うのが望ましいが、この際にもストレッチングは有効である。ストレッチングは、筋肉や腱、関節を柔らかくし、血液循環をよくする。高齢者から子どもまでできる運動であり、運動障害を防止する効果もある（漆原，1999）。つまり、ストレッチングは運動の中でも比較的負荷が少なく、安全かつ手軽に実施できる運動といえる。運動負荷が軽い分、この運動そのものによる消費カロリーはそれほど大きくないことが予想されるが、運動の結果としてもたらされる筋肉内外の血液循環促進は脂肪減量に貢献すると考えられる。よって、この項目を設定し、採点基準として、実施した運動にストレッチングなど柔軟性を高める運動が含まれていた場合、5点獲得という評価にした。

項目10-4：30分以上継続した運動だった場合（配点5点）

　やせるための運動としては、脂肪燃焼運動と筋肉増大運動の2種類がある（加藤，1997）。この項目は、前者の脂肪燃焼運動と関係が深い。具体的には、ジョギングやウォーキングなどの有酸素運動を指す。運動で消費するエネルギー源には糖質と脂肪があるが、運動の種類と継続時間によって、この両者の消耗する割合が異なることが知られている。フォックス（1984）は、運動強度が増し、運動時間が減れば、主働的な燃料は糖質の方へ移行すると報告している。そして、長時間にわたる運動では、はじめは脂肪よりも糖質が多く使われているが、運動の継続とともに脂肪の使用がしだいに優勢になってくると述べている。さらに、運動開始から約30分程度経過したところで、糖質と脂肪の燃焼割合が逆転している実験結果を紹介している。つまり、それほど強くない（きついと感じない）運動強度で30分以上継続して運動することが、脂肪を優先的に燃焼する割合を高め、脂肪減量に効果が高いということになる。よって、この項目を設定し、採点基準として、実施した運動が30分以上継続して行われていた場合、5点獲得という評価にした。

項目10-5：筋肉増量運動（ダンベル運動など）が含まれていた場合（配点5点）

　前述のように、やせるための運動には脂肪燃焼運動と筋肉増大運動の2種類があるが、この項目は後者の筋肉増大運動と関係が深い。具体的には、ダンベル体操などの筋力トレーニングを指す。鈴木（1995）は、成人男子について、安静時に全身が消費しているエネルギー量を100とした場合に、その38％が筋肉によって消費されたという分析データを紹介し、筋肉の量が基礎代謝量に大きく影響することを報告している。また、筋肉運動中においては、全体の70％前後が筋肉で消費されていると述べ、筋肉の量は活動代謝にも影響することを示している。さらに、中年太りの原因が基礎代謝の低下によるものであり、高齢者でもダンベル運動によって筋肉が明快に増量した研究報告を紹介し、ダンベル運動が中高年の基礎代謝量の増大に効果的であると述べている。

このような理由により、筋肉の増量が脂肪減量に大きく貢献することを鑑み、この項目10-5を設定した。採点基準としては、実施した運動がダンベル運動などのように、筋肉量を増やすような運動が含まれていた場合、5点獲得という評価にした。

項目10-6：睡眠時間を6時間以上確保した（配点5点）

　健康の維持という観点からヒトの生活を考えた場合、十分な睡眠は欠かすことのできない要因であると考えられるが、脂肪減量という観点から見ても適切な睡眠が望まれると考えられる。睡眠に関するこの項目は、中でも特に項目10-5の筋肉増量運動と関連が深い。鈴木（1995）は、筋肉づくりが夜の睡眠中に進む理由として、体が完全に休息しているため体成分の分解が最小であり、体成分の合成に都合が良い条件にあること、筋肉のたんぱく質合成を阻止する働きをもつホルモン"グリココルチコイド"の分泌が最低となること、たんぱく質合成を促進する成長ホルモンの分泌が高まることなどを挙げている。すなわち、睡眠中が筋肉づくりに好都合な条件がそろうことを主張している。このことは、効果的なトレーニングを行っていても、タンパク質の摂取が不足していたり、睡眠が十分に確保されていなかった場合には筋肉増量や代謝の亢進が不十分となることを示している。タンパク質の摂取については項目9のバランスの良い食事をしたに含まれると考えられるため、ここでは、睡眠について確保したことを項目に設定した。また、筋肉づくりに関連が深い内容を鑑み、あえて運動関連の項目として睡眠を位置づけた。採点基準としては、睡眠時間を6時間以上確保した場合、5点獲得という評価にした。

　これらの運動に関する項目を全般的に踏まえると、例えば夕食後に15分以上のストレッチ運動と15分以上のダンベル運動を続けて行い、その後で睡眠時間をしっかりと確保すれば、この項目で満点の30点が獲得できることになり、これが脂肪減量の点で非常に効率の良い運動の一例と考えられる。

　以上より、選択した項目と自己採点結果、体重、体脂肪率などを記入して集計する評価用のチェックリストを作成（表6-1）し、これを「自己採点式ダイ

第6章　健康ダイエットにおける自己評価法「自己採点式ダイエット」　*107*

表6-1　自己採点式ダイエットチェックリスト（記入例）

	自己採点チェック項目		年	7			
			月	10			
			日	20	21	22	23
1	ココアを飲んだ	(0〜10)		10	10	10	10
2	背中と両手を冷やした	(0〜5)		5	0	5	5
3	食後にカフェイン	(0〜5)		5	5	5	5
4	昼寝しなかった	(0〜10)		5	10	5	5
5	夕食後に入浴した	(0〜10)		5	10	10	10
6	夜食間食しなかった	(0〜10)		5	10	0	10
7	お酒を飲まなかった	(−5〜5)		5	5	0	5
8	たばこを吸わなかった	(−5〜5)		5	5	5	5
9	バランス良い食事	(0〜10)		10	10	0	10
10	①何らかの運動をした	(0〜5)		5	5	0	5
	②夕食後に運動	(0〜5)		5	5	0	5
	③柔軟性を高める運動	(0〜5)		5	5	0	5
	④30分以上継続運動	(0〜5)		0	5	0	5
	⑤筋肉増量運動	(0〜5)		0	5	0	5
	⑥睡眠時間が6時間以上	(0〜5)		5	5	0	0
	自己採点合計			75	95	40	90
	その日までの平均点			75.0	85.0	70.0	75.0
	体重（kg）			60.2	59.8	60.1	60.0
	体脂肪率（%）			30.5	29.7	30.2	30.0
	体重・体脂肪率変化図 体重　────── 体脂肪率：--------						
	memo					宴会	

エット」とした。

第3節 「自己採点式ダイエット」の特徴と実施上の注意

　食事・運動・生活習慣の要素をすべて含んだ項目を検討し、それらを総合的に自己評価できるダイエット方法の一つとして開発した「自己採点式ダイエット」は、以下のように考察できる。
　食事制限だけでやせようとすると、肝機能障害など深刻な健康障害を招く危険があり、運動だけでやせようとすると、思ったほどエネルギー消費が大きくなく、脂肪はなかなか減らない（加藤，1997）。また、間食をやめ、絶食時間を長くすることが脂肪減量に効果的であるといわれており（鈴木，1995）、生活習慣の改善も肥満解消の重要な要素である。よって、健康的で効果的なダイエットをめざす場合、食事・運動・生活習慣のすべての内容を含んだ行動を組み合わせて総合的に行っていくことが有効と考えられる。本方法は、食事・運動・生活習慣を含んだ10（小項目は15）のチェック項目から成っており、それらを総合得点で評価することから、非常に有効な方法と考えられる。また、これらの得点から食事・運動・生活習慣のバランスを評価することも可能で、図6-2はその一例である。まず、先述した15の小項目を5項目ずつ、食事関連項目（項目1, 3, 6, 7, 9）、運動関連項目（項目10-1～10-5）、生活習慣関連項目（項目2, 4, 5, 8, 10-6）に分けてそれぞれの平均得点合計を求め、満点に対する割合を求める。次に、その割合を5倍した値をバランススコアとする。さらに、このバランススコアを三角図中の目盛に記入して線で結ぶ。こうすると、完成された三角形の歪み具合から、食事・運動・生活習慣の中で、改善する必要性の高い要素を視覚的に理解できると考えられる。そして、これらの評価方法は、特許出願時に行われる先願調査で前例がないことが認められていることから、オリジナリティに優れたものと判断できる（2006年12月特許出願：「健康ダイエットの促進及び判定チェックシステムシート」特願2006-333995,

第6章　健康ダイエットにおける自己評価法「自己採点式ダイエット」　109

図6-2　自己採点式ダイエット　バランス判定図

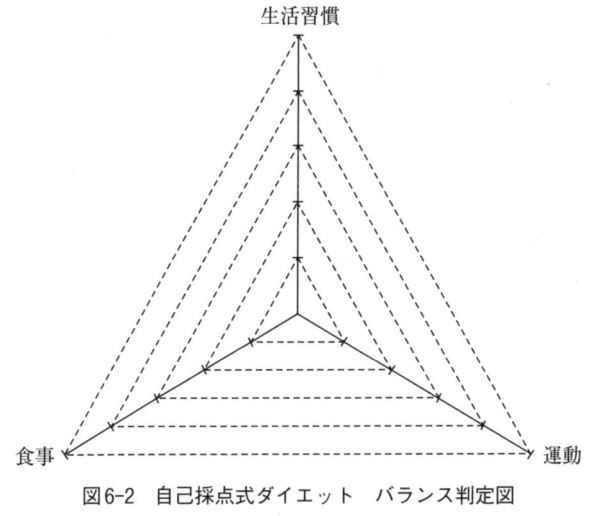

2007年8月特許出願：「ダイエット行動の評価用チェックシステムシートおよび評価システム」特願2007-216468, 2008年7月特許公開特開2008-168614)。

　また、レミングトンら（1987）は、「食べるカロリー量や食べ物についての人工的なガイドラインは、したがうのが困難だし、通常好ましい結果を生まない」と述べている。そして、「問題のある食物や食事のパターンだけを修正し、一生涯楽しめるような食事を選ぶべきである。時折、不注意に食事をしても、長期に渡ってはあまり差異を生じない。節食とか食事しないといったことは考えるべきではない」と述べている。本方法は、摂取や消費カロリーの繁雑な計算や細かい生活記録は不要であり、得点体系が5点あるいは10点ごとと計算しやすく、内容も簡便である。そして、ダイエット行動という抽象的なものを、100点満点という具体的な指標に表すことにより自己評価が定量化されて明確になる。さらに、個々人の嗜好や事情によって実施が困難な項目があっても、それ以外の項目で得点すれば高い得点を維持することが可能なため、実施者の動機づけおよび継続性を高める効果が期待できる。内容的にも実施の中断や終了を強いられるような項目ではなく、現実的に継続することが著しく困難ではないものであり、一生涯続けることも可能な方法であると考えられる。

このような特徴があることから、これまでのダイエット法における問題点の多くを改善している点で有用と考えられる。

さらに、楽しみを持って取り組めるようにするには、精神的に追い込まれないように留意する必要がある。大野（1991）は「人間は生来、何事にも完璧を望むのが常であるが、何事も100%完璧に遂行しえないのも人間の真の姿である。減量に取り組んでいる人もまた、自分の能力以上に完璧を望むがゆえに、減量に失敗することも多い。全か無か、減量を続けるかやめるかといった二分法的な思考方法をやめるべきである」と述べており、100%完全無欠な実施を目ざすのではなく、ある程度の減点要素を積極的に認めることの必要性を示している。したがって、本方法を実施する場合には、毎日常に100点満点をめざすのではなく、また1日だけの点数で評価するのではなく、ある一定期間に渡ってできるだけ高い平均点をキープしていくことが有効であり、めざすべき健康教育・支援に貢献しうると考えられる。そこで、本方法の最低目標平均点を、現在日本の多くの大学で採用されている合格点である60点とし、望ましい目標として平均80点以上をキープするように指導することにする。

一方、ダイエットを実施したことが原因で生じる健康障害には、極端な摂取制限によるストレスからくる拒食症などの摂食障害（漆原，1999）、基礎代謝の減少によるリバウンド（加藤，1997）、女性の場合は月経異常（目崎，1992）などがある。したがって、健康的で安全なダイエットを行うためには、エネルギー摂取を制限することよりもエネルギー消費を増大することに重点をおきながら、できるだけ簡便に評価できる方法が有効であると考えられる。エネルギー消費を増大するためには基礎代謝量を増大させることが不可欠であると考えられるが、そのためには筋肉量の増大と体温の維持が重要となる。本方法は、食事の量は基本的に減らさず、エネルギー消費を促進させることに重点をおき、基礎代謝量を高める内容が含まれている。このような点で前述の深刻な障害発生の危険が少なく、安全性にも優れていると考えられる。

以上の成績により、本章で検討、開発した「自己採点式ダイエット」が、健康的でかつ効果的なダイエット方法として期待できるものであることが示唆さ

れた。ただし、項目の設定など、詳細については今後も継続して検討していく必要があると考えた。

第4節 「自己採点式ダイエット」の効果

　前節で開発された「自己採点式ダイエット」は、先行研究（フォックス，1984；レミングトンら，1987；鈴木，1988, 1995；田多井，1990；大野，1991；浅野，1992；新畑，1994；鈴木，1994；加藤，1997；漆原，1999；日本肥満学会編集員会，2001）を参考に、食事・運動・生活習慣を総合的に網羅した10（小項目は15）のチェック項目を設定し、項目内容が実施できたか否かによって得点または減点する（100点満点）ものである。そして、この方法は健康的でかつ効果的なダイエット方法として、科学的根拠に基づいた内容であり、食事・運動・生活習慣を総合的に自己評価できる方法として、期待できることが示唆された。しかし、この方法を積極的に健康教育・支援に活用させるためには、その成果を検証することが必要であると考えられる。

　本方法は、ダイエット行動という抽象的なものを、100点満点という具体的な指標に表すことにより自己評価できる点が特徴的であるが、自己採点するという特性上、その主観的な得点を客観的評価として単純に比較することは難しい面も持っている。したがって、成果の検証にあたり、得点の高低で比較するのではなく、一定期間実施した前後の測定値から考察して検討するのが妥当と考えられる。

　そこで、本節では、ダイエット行動に比較的高い関心を持った成人女性および大学生を対象に、健康的でかつ効果的なダイエット方法として開発した「自己採点式ダイエット」と身体組成測定を実施してその経過と効果を分析することにより、本ダイエット方法の有用性についての検証を試みた。

　検証の対象は、2007年10月および11月にO大学で開催された健康ダイエット講座を2回とも受講し、かつその間の1カ月にわたって「自己採点式ダイ

エットチェックシート」(前節表6-1)を記録した女性6名の中から、自己採点式ダイエットの最低目標平均点として定めた平均点60点以上の49歳から74歳の女性5名(平均60.60±9.56歳)とした。これらをダイエット行動に比較的高い関心をもった成人と見なし、前後の身体組成(全身および四肢・体幹部体脂肪率・脂肪量・除脂肪量・推定筋肉量)を比較した(表6-2)。なお、実験前における今回対象となった5名の体脂肪率は、東京慈恵会医科大学の判定基準(1993)によると、適正範囲の上限～肥満と判定される値を示しており、いずれも体脂肪率の減少が望まれる状況であったととらえられる。身体組成測定については、水中体重秤量法や体水分法の基準的な評価法に比べて、測定手技が簡便で、被検者への身体的負担が少なく、客観性や信頼性(Lukaski HC et al., 1985; Segal KR et al., 1985; Lukaski HC, 1987; 田中ら, 1990; 中塘ら, 1991) および妥当性 (Keller B and Katch FI, 1985; 1986; Lukaski HC et al., 1985; Lukaski HC and Bolonchuk WW, 1986; Segal K.R et al., 1988; 大河原ら, 2003) に優れていることが内外の多くの研究者に認められている生体インピーダンス法(bio-electrical impedance method: BI法)を用いた。測定機器は全身、四肢、体幹部の組成を評価できるタニタ製体組成計(BC-118E)を使用した。統計処理には、統計ソフトSPSS for Windows 11.0Jを用いた。なお、有意差については対応のあるt検定を用いて検定し、有意水準は危険率1% ($p<0.01$)とした。

(1) 全体の傾向

表6-2および図6-3より、前後1カ月の比較において、対象者5名中体重については3名が減、2名が増という結果であった。また、全身体脂肪率については3名が減、2名が変化なしという結果であった。一方、表6-3より平均値を比較すると、1カ月前より体重・体脂肪率とも減少しているが、有意差は認められなかった。この他、全身脂肪量が減少傾向であり、全身除脂肪量は増加傾向を示したが、いずれも有意差を認めるには至らなかった。

（2） 分節的評価

　表6-2、表6-3および図6-3より、前後1カ月の比較において、対象者5名中下肢については2名が減、3名が増という結果であった。一方、上肢体脂肪率については5名全員が減という結果であった。平均値を比較すると、下肢体脂肪率は増加、上肢および体幹部体脂肪率は減少の傾向を示し、上肢については有意差が認められた。また、脂肪量については四肢・体幹部のすべての部位で有意差は認められなかったものの減少傾向を示し、除脂肪量と推定筋肉量については体幹部で有意に増加傾向を示した。

　全身的な評価から見たところ、全般に1カ月前より体脂肪率が減少し、脂肪量が減少傾向であり、除脂肪量は増加傾向を示したことから、今回の対象者にとっては、望ましい傾向ととらえられるが、有意差は認められなかった。一方、身体組成を下肢・上肢・体幹部に分けて分節的に見てみると、下肢体脂肪率はやや増加したものの、上肢および体幹部体脂肪率は5名全員が減少の傾向を示し、上肢については有意差も認められた。また、脂肪量については四肢・体幹部のすべての部位で有意差は認められなかったものの減少傾向を示し、除脂肪量と推定筋肉量については体幹部で有意に増加傾向を示した。つまり、全身的な評価ではその効果の検証は不十分であったが、分節的な評価では上肢を中心にその効果が認められたといえる。このことは、今回の方法がダイエットに有効であることを示唆している。

　加藤（1995）は、わが国のダイエットの変遷について、1960年代には食事と体操を組み合わせたベーシックな方法でやせようとするものが始まり、1970年代になってから、ある特定の食物や体操でやせようとするものが出現、1980年代には芸能人が紹介するダイエットが大流行した様子を紹介している。しかし、これらのダイエットは、栄養のバランスが悪く、長期間行えば体を壊しかねないものとして認識されていたと述べ、その一例としてプロテインダイエットがアメリカで数十名の死者を出した例を挙げている。したがって、栄養バランスの良い、長期間続けても健康を害さないような方法の開発が必要であったと考えられる。

表 6-2 自己採点式ダイエット実施前後の測定値比較

被験者 自己採点 平均（点）		年齢 (歳)	身長 (cm)	体重 (kg)	全身 体脂肪率 (%)	右足 体脂肪率 (%)	左足 体脂肪率 (%)	右腕 体脂肪率 (%)	左腕 体脂肪率 (%)	体幹部 体脂肪率 (%)
A 74.5	pre post 差	49 50	153.9 154.7 0.8	55.2 54.2 -1.0	36.1 33.2 -2.9	32.3 30.2 -2.1	34.9 33.5 -1.4	31.8 28.5 -3.3	33.6 30.4 -3.2	38.2 34.7 -3.5
B 73.4	pre post 差	55 〃	159.3 159.7 0.4	51.3 51.7 0.4	26.6 25.9 -0.7	28.6 29.0 0.4	28.4 28.7 0.3	22.2 20.8 -1.4	23.1 21.7 -1.4	26.2 24.9 -1.3
C 69.4	pre post 差	60 〃	150.4 150.2 -0.2	52.9 51.6 -1.3	31.6 28.7 -2.9	30.6 30.4 -0.2	31.7 30.8 -0.9	29.1 27.1 -2.0	30.7 28.2 -2.5	32.1 27.6 -4.5
D 94.1	pre post 差	65 〃	160.5 160.5 0.0	61.8 60.2 -1.6	34.8 34.8 0.0	32.6 34.1 1.5	33.7 34.4 0.7	32.1 30.9 -1.2	34.0 32.7 -1.3	36.1 35.7 -0.4
E 81	pre post 差	74 〃	147.0 146.9 -0.1	43.9 44.3 0.4	28.7 28.7 0.0	28.4 29.6 1.2	29.8 31.2 1.4	22.5 20.4 -2.1	25.6 24.3 -1.3	29.2 28.7 -0.5
全平均 78.48 (SD：9.68)	pre (SD) post (SD) 差	60.60 9.56 60.80 9.26 0.20	154.22 5.75 154.40 5.90 0.18	53.02 6.48 52.40 5.72 -0.6	31.56 4.00 30.26 3.64 -1.3	30.50 1.98 30.66 2.00 0.16	31.70 2.68 31.72 2.27 0.02	27.54 4.88 25.54 4.71 -2.0 ＊＊	29.40 4.86 27.46 4.47 -1.9 ＊＊	32.36 4.90 30.32 4.68 -2.0

＊＊：p＜0.01

第6章 健康ダイエットにおける自己評価法「自己採点式ダイエット」　*115*

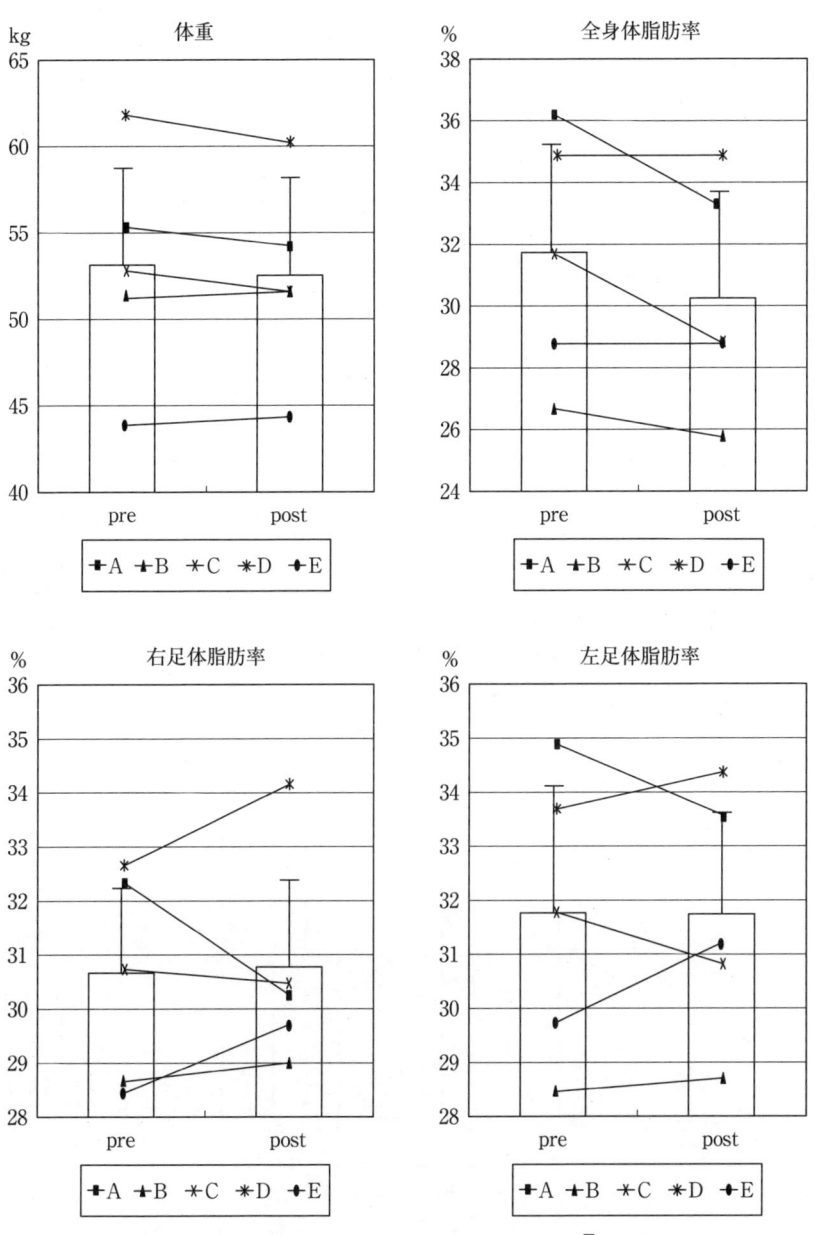

図6-3　自己採点式ダイエット実施前後の比較図（平均±SD）

116

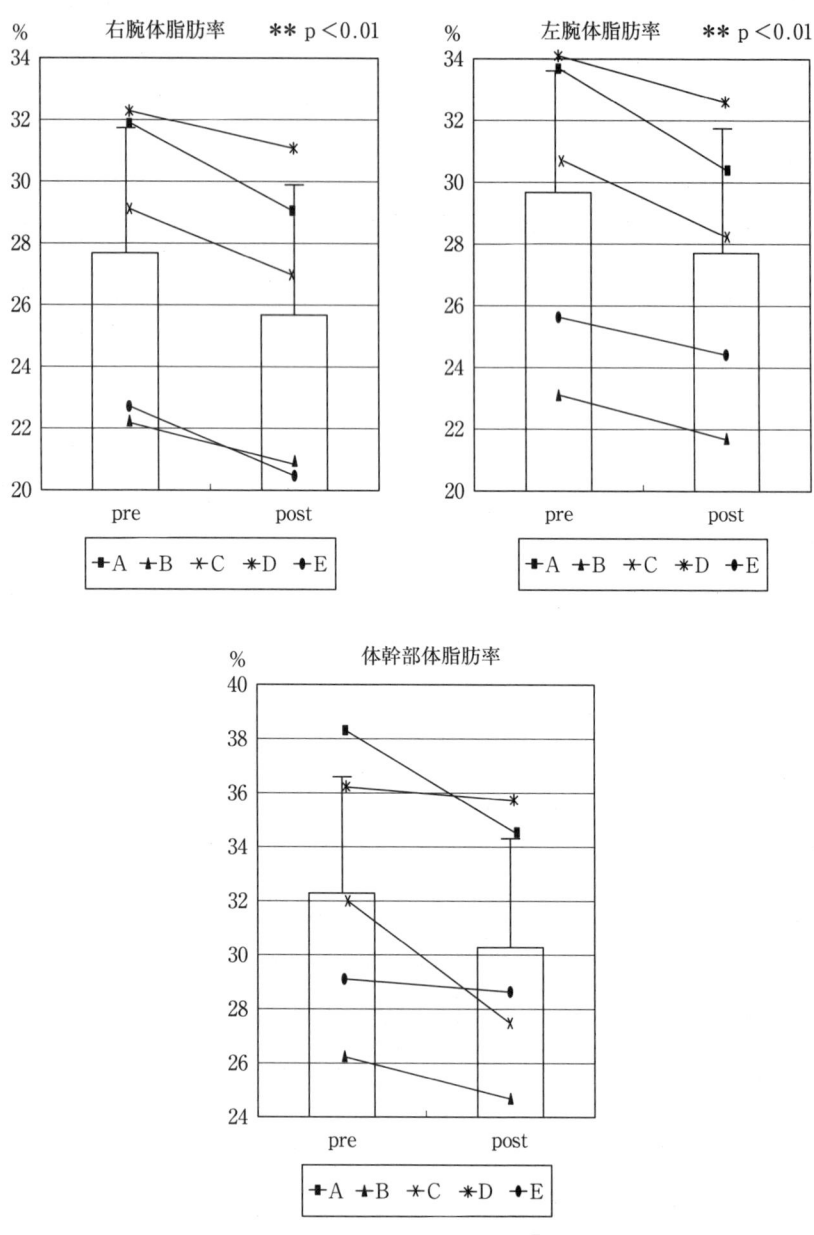

図6-3 自己採点式ダイエット実施前後の比較図 (平均±SD) (つづき)

表6-3 自己採点式ダイエット実施前後の平均値比較

			pre	post	差	有意水準
身長		(cm)	154.22 (5.75)	154.40 (5.90)	0.18	
体重		(kg)	53.02 (6.48)	52.40 (5.72)	-0.62	
全身	体脂肪率	(%)	31.56 (4.00)	30.26 (3.64)	-1.30	
	脂肪量	(kg)	16.88 (3.84)	15.98 (3.47)	-0.90	
	除脂肪量	(kg)	36.16 (3.31)	36.44 (2.97)	0.28	
右足	体脂肪率	(%)	30.50 (1.98)	30.66 (2.00)	0.16	
	脂肪量	(kg)	2.80 (0.56)	2.74 (0.46)	-0.06	
	除脂肪量	(kg)	6.34 (0.76)	6.18 (0.69)	-0.16	
	推定筋肉量	(kg)	5.88 (0.72)	5.72 (0.61)	-0.16	
左足	体脂肪率	(%)	31.70 (2.68)	31.72 (2.27)	0.02	
	脂肪量	(kg)	2.94 (0.59)	2.88 (0.44)	-0.06	
	除脂肪量	(kg)	6.26 (0.70)	6.14 (0.64)	-0.12	
	推定筋肉量	(kg)	5.82 (0.67)	5.68 (0.61)	-0.14	
右腕	体脂肪率	(%)	27.54 (4.88)	25.54 (4.71)	-2.00	**
	脂肪量	(kg)	0.66 (0.21)	0.62 (0.16)	-0.04	
	除脂肪量	(kg)	1.70 (0.16)	1.72 (0.08)	0.02	
	推定筋肉量	(kg)	1.56 (0.11)	1.62 (0.08)	0.06	
左腕	体脂肪率	(%)	29.40 (4.86)	27.46 (4.47)	-1.94	**
	脂肪量	(kg)	0.72 (0.22)	0.66 (0.17)	-0.06	
	除脂肪量	(kg)	1.66 (0.18)	1.70 (0.12)	0.04	
	推定筋肉量	(kg)	1.54 (0.15)	1.56 (0.15)	0.02	
体幹部	体脂肪率	(%)	32.36 (4.90)	30.32 (4.68)	-2.04	
	脂肪量	(kg)	9.78 (2.34)	9.10 (2.28)	-0.68	
	除脂肪量	(kg)	20.20 (1.80)	20.68 (1.68)	0.48	**
	推定筋肉量	(kg)	18.78 (1.67)	19.28 (1.58)	0.50	**

平均値 (SD)　**：$p<0.01$

　また、大野 (1991) は、従来のダイエット指導において、とかく知識の理解に主眼がおかれ、その具体的な実践面に関する指導は軽視されてきた傾向は否めないと述べている。その結果、ダイエットに関する正しい知識は十分に兼ね備えているにもかかわらず、それを実行に移すことができない人を生じさせる結果をもたらしたと考察している。そして、この状況を改善し、効果的なダイエットを実践するための重要なポイントとして、実際に実現可能な方法であ

ること、自分の個性が尊重されていること、自分自身が主役であることの3点を挙げ、自己評価の重要性を指摘している。さらに、正しいダイエット計画に必要な方法として食事および運動療法に加え、長い間のライフスタイルとして心身にしみついた誤った習慣や行動様式を正しい行動様式に改善する行動修正療法を推奨しているが、この点で今回実施した「自己採点式ダイエット」は、内容的にこれらの点に配慮して作成された方法であるととらえられる。

今回の測定による検証では、さまざまな条件的制約から、1カ月間という比較的短い調査期間で、5名という人数的に限られた対象者について、体脂肪率が増加しやすい秋から冬にかけて実施しなければならなかったため、その効果については顕著な差を得るには至らなかった。しかし、このような条件下でも一部に有意な差を見いだすことができたことで、この「自己採点式ダイエット」が比較的簡便で自主的に実施できる効果的なダイエット方法として有効であるととらえることができる。ただし、この方法は自己採点という主観的な判断による評価であるという特性上、個人差が大きく、客観的な検証が困難であるという一面を持っているため、その詳細については今後さらに継続的に研究する必要性があると考える。さらに、減量した生理学的検討についても今後詳細に検討する必要がある。

第5節 「自己採点式ダイエット」の体験・実施した感想

前節で検証を行った本方法について、実施した人々がその成果をどのように実感したかを個別に考察することで、本方法の効果を検証するのみならず、従来の方法と比較して優れている点や問題点を検討することも可能と思われる。そこで、前節の対象となった5名について、本方法を実施した感想を記述してもらったものと、1995年から2006年にかけて毎年開講された本方法の内容についての講義を受講し、自らのさまざまなダイエット体験を分析した大学生の提出レポートの中から4例を抽出し、その内容を検討することで、本方法の有

効性や問題点について考察を試みた。

(1) 測定実施者の感想

「自己採点式ダイエット」を実施した対象者の感想として自由記述した内容を、抜粋して表6-4に示した。全体的には、「点数方式でわかりやすい」「他人との比較ではないので続けやすい」「毎日楽しくて、記入することは苦にならなかった」など実施のしやすさを示すものや、「以前より健康になった」「記入することで自分の生活習慣がよくわかった」「気分的に明るい方向に向かっている」など、健康への効果に対して肯定的で好意的な文言が含まれている。このことから、この方法が簡便で自分のペースで実施でき、かつストレスが少なくて継続しやすい方法として認識され、先行文献の提言を支持する内容が含まれているものであるととらえられる。

表6-4　自己採点式ダイエット実施の感想（自由記述）

被験者自己採点平均（点）	自己採点式ダイエットの感想（評価点抜粋）
A 74.5	生活にメリハリがつき、だらだら食べがなくなった 体重の変化は小さいが筋肉質になった気がする 以前より健康になったようでうれしい
B 73.4	点数方式でわかりやすい 他人との比較ではないので続けやすい 手軽で他人にも勧めやすい
C 69.4	これからも続けていきたい 間食夜食の体脂肪率への影響を一番実感した 運動を30分以上続けるのは難しいので柔軟運動に力を入れた
D 94.1	毎日楽しくて、記入することは苦にならなかった 記入することで自分の生活習慣がよくわかった 気分的に明るい方向へ向かっている
E 81	（実施することは）ほとんど苦にならなかった 睡眠不足を解消して6時間は確保しようと心がけるようになった 膝が悪いので筋肉をつける運動を心がけたい

（2） 講義受講者の感想

本方法の内容について講義を受け、かつダイエット体験レポートを提出した大学生の4事例を要約して以下に記した。

事例1 ダイエット失敗体験と成功体験

まず、講義を受ける前に私が試みた減量方法について報告します。一番初めに取り組んだのが友達から勧められた「りんごダイエット」でした。毎日3食りんごばかりを食べる方法です。普段はなかなかできにくいと考えて、夏休みに実行しました。1日目はりんごを食べるだけでなく、はりきってプールにまで行って、思い切り体を動かしました。夜中におなかがすいてきましたが、頑張って我慢しました。2日目もまだまだ元気で、おなかがすきながらもやる気満々。でもりんごがあまりおいしく感じられなくなっていました。3日目になると、おなかはあまりすかなくなったけど、体に力が入らなくて、寝てばかりいました。体を動かさないと意味がないと思って、無理やり動かそうとするけど、すぐに気持ち悪くなって無理でした。4日目に親からストップがかかってこのダイエットは中断。結局約2kg減量しました。このあと1週間ぐらい体調がよくなくて、夏休みが終わる頃には元の体重に戻ってしまいました。貴重な夏休みを無駄に過ごしてしまったと後悔しました。この経験のせいかどうかはわかりませんが、最近好んでりんごを食べなくなりました。高校のときの同級生で、このダイエットで栄養失調になり、骨と皮だけになってしまった人も知っています。その後も病気がちで、手術などをうけることになり、その人は高校3年生の半分を無駄に過ごしてしまいました。

次に行ったのは、「○○ラップダイエット」。これはおなかのまわりや太もものまわりにラップを巻いて運動したり、寝たりするものでした。先のりんごとは違い、栄養面で問題ないし、たいしてストレスにもなりません。朝起きてラップを取ると、ベタベタして気持ち悪かったけど、汗がいっぱい出てる分、なんだかやせているような気になれました。でも、2週間ぐらい続けたものの、毎日運動や寝る前にラップを巻くのは面倒で、長続きしませんでした。

第6章 健康ダイエットにおける自己評価法「自己採点式ダイエット」 121

結果、やせる効果は全くなしで、太ももには汗疹ができてしまうし、このダイエットはりんごダイエットに続いて失敗に終わりました。
　そして、講義を受けた後、今年の夏休みに実行したダイエットは、
① 3食はしっかりとって、食後にブラックコーヒーを飲む
② 食事の後、家事をしたりして活動的に過ごす
③ 間食はとらない
④ ジュースは飲まない
⑤ なるべくクーラーにあたらない
⑥ 昼寝をしない

というものでした。まず①ですが、私はブラックコーヒーが嫌いではないので、これは苦痛なく実行できました。②は、ちょうど姉が体調不良だったため、私が食事を作ったり洗濯したりしたので、これも自然に実行できました。③は、普段から間食する習慣がある私にとっては非常に厳しいものでした。特に実家には珍しいお菓子が必ずといっていいほどあるので、何度も誘惑に負けそうになりました。でも1度だけ饅頭を食べただけで、あとは実行できました。④も炭酸飲料が好きな私にとって、厳しかったけど、お茶などでのりこえました。⑤⑥についても、守りきりました。いつも三日坊主になりがちな私も、この減量方法は結構続けることができました。結局この方法を3週間続けた結果、2週目ぐらいから効果が出てきて最終的には3.5kg減量しました。しかも、いつもならこの後反動が来て過食気味になるのですが、今回の方法ではまったくそんなことはありませんでした。…(後略)…

事例2 ゆっくり運動＋食事管理＋アルコール減量

　私がダイエットのために選んだ運動は水泳だった。一番最近までしていたスポーツであり、「全身運動」であるからダイエットに効果的と考えた。しかし、もともとタイムトライアル的な（スピードを競うような）泳ぎしかしてこなかったので、すぐにバテてしまい、長く泳ぐのは苦手だった。そんな私を見て、当時のインストラクターがこの講義で聞いた話と同じような話をしてくれ

た。それは速く運動するのではなく、ゆっくり長く運動する方が効果的だという内容の話だった。それからはゆっくり泳ぐように心がけるとともに、これに加えてマシントレーニングを始めた。そして、これもゆっくり行うように心がけた。

　これと平行して食事の管理にも気を配った。私はただ痩せるだけではなく筋肉をつけたかったのでいかに食べるか、ということを考えた。最初は甘いものを絶とうとした。アイスクリーム、ケーキ、ドーナツ、チョコレートなどは、明らかにカロリーの固まりである。「お菓子さえやめたらすぐやせるって」と男性はよく言うが、これを絶つのは女性にとって男性が思う以上に辛いことである。私も何度も試みては挫折していた。でも、それは完全に絶とうしたからであると思う。完全に絶ってみた時は、反動で今まで以上に食べてしまうことが多かった。しかし、「今日は食べるぞ」という日を作ると、かえってセーブが効いて食べ過ぎずにすむようになった。あとは、油分の多い食品を控え、鶏肉のささみや納豆をはじめとする大豆など、タンパク質中心に摂取するように心がけた。…(中略)…禁酒も同様で、完全に絶つのははじめからあきらめていたが、甘いものと同じように、量と回数を減らすように努めた。そして、規則正しい生活を送る。講義で言われていたことばかりであったが、これを3カ月続けた結果、私の体重は7.5kg落ちていた。その後2カ月で1.5kg戻ったが、ウエストが5cm、ヒップが6.7cm、太ももが4.2cm、ふくらはぎが2.6cm、上腕が0.5cmサイズダウンしていた。そして、以前より筋肉がついたように感じる。…(中略)…体力がついてきたようで、最近は多少無理をしても何ともなくなった。体も軽くなり、動きやすくなった。何より太りにくくなった事が大きい。以前は増えやすく減りにくい身体が、減りやすく増えにくい身体に変わったようである。…(中略)…今回、私は正しい方法で脂肪を減らし、筋肉をつけた。正しい方法と努力があれば、ダイエットはきっと成功する。「ダイエットしてるのに痩せない」というのは方法が間違っているか、努力が足りないかである。私も過去の自分を反省し、今食事はあまり制限していない。バランスよく食べることを心がけている。今後の目標は、現在の状態の維持と持久力を

さらにつけること。一度やり抜いた自信は、次にもきっと生かされるはずである。…(後略)…

事例3 生活習慣の改善こそ究極のダイエット

　講義を聴いて私はショックを受けた。やはりダイエットは生活そのもののことなのだと改めて知ったからだ。そして、最近の自分の生活を振り返ると恐ろしく思った。自分の生活が、講義の中ででてきた太りやすい生活に、すごく近いものであったからだ。朝起きて時間がないために朝食を摂らずに学校に行き、昼に学校の食堂でブランチを摂る。家に帰っておなかいっぱい夕食を食べてすぐに寝たり、ゴロゴロとテレビを見たりして過ごす。その間にはジュースを飲んだり、果物をたくさん食べたりと間食も多い。その上、アルバイトのある日などは、間食だか夕食だかわからないような食事をアルバイト前後に摂るため、1日5食ぐらいの食事になる。太るはずである。間食と夜食が習慣化してしまい、やめられないという悪循環になっている。このような生活をしていたのでは、仮に体操してもダイエットに効果はないだろうと思った。ダイエットを成功させるには、朝食をしっかり食べ、夕食を控えめにし、なるべく運動するといった、ごく当たり前の規則正しい生活がなくてはならないものであることがはっきりとわかってきた。…(中略)…生活を改善するダイエットが結局は一番効果的で長持ちすると思う。そこで今までの生活を反省して、この夏休みに「良い例の生活」を実践してみた。夜中の間食を止めるのも始めのうちは辛かったが、摂らないように心がけているうちに、それほどストレスを感じずにできるようになった。そして、朝からきちんとたくさん食べられるようにもなった。この生活を続けて2〜3週間後、体重は3〜4kg減少していた。この講義を通して、究極のダイエットとは、結局規則正しい生活をすること。ただそれだけなのだと身をもってわかった。

事例4 危うくするところだった、やってはいけないダイエット！

　私は大学生になったら特に食事制限を中心としたダイエットに挑戦しようと思っていました。実家にいたときは、出された食事を食べるしかないので、効果のありそうな食事制限のダイエットはできないと考えていましたので、一人暮らしを始める4月がダイエットを始めるには最適だと思っていました。そんな時にこの講義を聴いて驚きました。私がやろうとしていたダイエットは「やってはいけないダイエット」の筆頭にくるものでした。代謝機能やリバウンドの仕組みなどについて学んでいくうちに、食事制限のみのダイエットの危険性やリバウンド率の高さがよくわかりました。また、私は食事制限のほかにも薬を使ったダイエットも視野に入れていました。でも、それも同様に「やってはいけないダイエット」でした。雑誌などの広告には「○カ月で○kg落ちた！！やめてもリバウンドの心配なし！！」というように宣伝されているので、とても興味をそそられますが、講義を聴いて、たとえ一時的にダイエット効果があったとしても、健康を損ねるようならまったく意味がないと思うようになりました。まず、現在の自分の生活スタイルの見直しをしてみると、理想の生活スタイルとはかけ離れたもので、どちらかというと、「太りやすい生活スタイル」でした。また、食事も理想とはまったく逆でした。朝食は朝、あまり時間がないので、結構適当に済ませてしまうことが多いし、起きる時間帯も、授業に合わせているのでまちまちです。昼食は一般的な量だと思いますが、これまた授業に合わせているので、食べる時間がまちまちです。さらに、私の食生活の中で最も問題があるのは夕食です。運動部に所属しているので、部活動のある日の夕食は練習が終わってからになり、夜10時ぐらいになってしまいます。食べる量も1日の食事の中で一番多いです。これは、講義の中で出てきた「夕食の時間を早めにし、食事から睡眠までの時間を長くする『タイミングダイエット』の考えでいくと、まったくあてはまりません。こうして食事のタイミングと量を見直してみただけでも本当に、多くの問題点があり、改善の余地がおおいにあります。そこで私

はとりあえず夕食のタイミングを改善しようと思いました。部活動やアルバイトで遅くなるときは、量を少なめにし、帰宅してすぐに食べるようにしました。そしてその後に洗濯や掃除、入浴などをして、寝るまでの間にたくさん動くようにし、おなかがすいてしまった時には夜食せずにすぐに寝てしまうようにしました。またベッドに入ってから、ストレッチなどをするようにしました。…(中略)…ダイエットのためにはまだまだ改善していかなくてはならない点がたくさんありますが、これから徐々に、朝食や昼食の量とタイミング、さらには食事の内容も改善していこうと思います。

　以上、4例の内容を検討した結果、自己採点式ダイエットの項目に関連する行動について実施した複数の事例において、健康的にダイエットに成功したと考えられる結果が多く認められた。
　事例1の実施者は、単品ダイエットの一つである「りんごダイエット」を実施した結果、体調を壊すなど健康被害を経験し、体脂肪を減らす効果も得られなかったととらえられる。また、汗をかくだけの「ラップダイエット」についても、水分の増減だけで、体脂肪の増減は認められなかったと考えられる。よって、これらの方法は、健康的ダイエットとは認め難いととらえられる。これに対して、最後に挙げられている方法は、6項目とも自己採点式ダイエットに含まれる項目である。これを実施した結果、体重が3.5kg減量され、反動の過食や健康被害も認められないことから、この方法が健康的なダイエットであることが示唆される。
　事例2の実施者は、自己の生活習慣や内容について検討し、筋肉をつけて健康的にやせることをめざしてダイエットに取り組んだととらえられる。また、食事の量を減らすのではなく、摂取するタイミングや運動の種類・実施方法、食事の内容などを工夫している。そして、個人的な嗜好としてあげている甘いお菓子やアルコールの摂取については、完全に絶ってしまうのではなく、量を減らしたり、タイミングを考えたりして取り組んでいるが、これらの内容は、自己採点式ダイエットの内容や主旨と共通している。この方法を実施した

結果、体重や身体のサイズダウンなどから痩身が認められた上に、以前よりも筋肉や体力がつき、より健康になったという実感を得ていることから、この方法が健康的なダイエットであることが示唆される。さらに、今回のダイエットの成功により自信をつけたというコメントをしており、精神的健康という面でも望ましい効果が得られたと考えられる。

事例3の実施者は、講義を受講することで、自己の生活習慣や内容が体脂肪を蓄積しやすいものであることを認識し、現状の問題点と改善策を具体的に検討したものと考えられる。そして、自己採点式ダイエットの項目をできるだけ実施するような生活習慣を心がけた結果、それほど大きなストレスを感じることなく、健康に良いとされる生活習慣を身につけることができるようになり、体重の減少効果が得られた。そして、生活習慣そのものを改善することが、一番効果的なダイエットにつながるという結論を出している。

事例4の実施者は、実際に体重の減少などの効果を記述していないが、もしこの自己採点式ダイエットの内容についての講義を受講しなかったとしたら、健康に深刻な影響を及ぼす可能性の高いダイエット法に取り組むつもりであった状況と推察される。それを未然に防ぎ、さらには健康的なダイエットについての取り組みを具体的に検討して実施することで、大きな行動変容が実現されたととらえられる。その意味で、正しいダイエットに関する教育的な効果が現れた一例と考えられる。

したがって、以上の4つの事例の考察より、健康的なダイエットとして自己採点式ダイエットが有効であることが示唆された。

第6節　ま と め

本章において、効果的な健康ダイエットプログラム開発のため、科学的根拠に基づいた具体的な項目を検討し、総合的に自己評価できる方法の開発およびその効果について論考した結果、以下のことがいえる。

1）本方法の開発について

- 先行研究より、本方法のチェック項目として、食事・運動・生活習慣を総合的に網羅した10項目（小項目は15）が適当であり、これを組み合わせて実施することが有効であると考えられた。
- 本方法は、特許出願時に行われる先願調査で前例がないことが認められており、オリジナリティに優れたものであると考えられた。
- 本方法は、ダイエット行動を評価する際に100点満点という具体的な数値で、しかも簡便に自己評価できることから、実施者のモチベーションを高め、継続性に優れる方法であると考えられた。
- 本方法は、食事の量は基本的に減らさず、消費を促進することに重点をおいている点で、拒食症など深刻な摂食障害発生の危険が少なく、リバウンドを回避できる可能性が高い方法と考えられた。
- 本書で開発された「自己採点式ダイエット」は、健康的でかつ効果的なダイエット方法として期待できるものであることが示唆された。ただし、項目の設定など、詳細については今後も検討していく必要があると考えた。

2）本方法の効果について

- 全身的な評価では、「自己採点式ダイエット」実施前と比べ、体脂肪率・脂肪量が減少傾向であり、除脂肪量は増加傾向を示したが、いずれも有意差は認められなかった。
- 分節的な評価では、「自己採点式ダイエット」実施前と比べ、体脂肪率は上肢および体幹部で減少の傾向を示し、上肢については有意差が認められた。また、脂肪量については四肢・体幹部のすべての部位で減少傾向を示し、除脂肪量と推定筋肉量については体幹部で有意に増加傾向を示した。
- 実施者から、この「自己採点式ダイエット」についておおむね好意的な感想および有効な成果を認める意見が得られた。

・比較的簡便で自主的に実施できる効果的なダイエット行動とその自己評価方法について、今回の「自己採点式ダイエット」がその有効な方法の一つであることが示唆され、健康教育上有益な可能性のある知見が得られた。ただし、その詳細については今後さらに継続的に研究する必要性があると考えた。

第7章

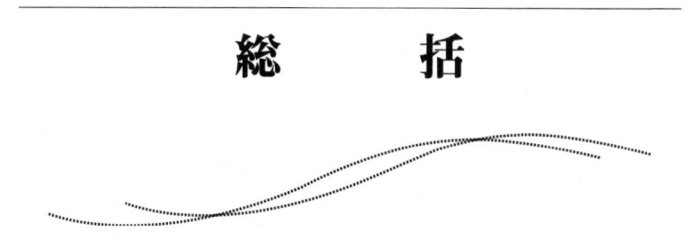

総　括

　本章では、本書で検討された効果的な健康ダイエットプログラムの開発について、全体を総括して論考する。

第1節　本書の要旨

　本書の目的は、女性が健康を維持しながら効果的に実施できるダイエットプログラムについて検討し、具体的な支援法を開発・提供することによって、健康教育・支援に寄与し、人々のQOLの向上に資することであった。
　第1章では、これまでの肥満の改善・予防に関する社会的背景、先行研究を踏まえ、女性の効果的な健康ダイエットを開発するために検討しなければならないと思われるいくつかの課題が必要であると考え、これを設定した。まず、効果的な健康ダイエットプログラムを開発するにあたり、①現状の問題に関する調査と加えておくべき知見として、青年期女性の自己体型認識と体脂肪率の関係についての検討（第2章）、および青年期女性における運動環境と身体組成の関係についての検討（第3章）を設定した。また、②効果的な健康ダイエットプログラムを提供する際、新たに必要になると思われる知見について、

成人女性における健康的な体脂肪率についての検討（第4章）、および女性の身体組成における分節的標準値の検討（第5章）を設定した。さらに、③効果的な健康ダイエットプログラムの内容検討と検証について、「自己採点式ダイエット」の開発と効果の検証（第6章）を設定した。

　第2章では、女子高校生を対象として、自己の体型に対する認識を体重と体脂肪率の関連から検討した。その結果、自己体型は、全体の42%が「やや太っている」と認識し、体脂肪率が高くなるにつれて「太っている」と認識している者の割合が増える傾向を示した。また、自己体型を判断する際、体脂肪率に比べて体重や見かけのサイズを優先している傾向を示した。体重および体脂肪率に対する調整意識については、「正常」や「るい痩」であるにもかかわらず、全体の81.1%が体重を減らしたい、72.7%が体脂肪率を減らしたいと意識しており、社会的問題となっている若い女性の極端なやせ志向が、女子高校生にも根づいてしまっているととらえられた。これらのことから、女子高校生における減量の危険性を考察し、正しいダイエット教育の必要性を示唆した。加えて、このような「やせ志向」をもたらす要因として、やせ体型を極端に賞賛するメディアの影響や「やせなければ美しくない」といった風潮が圧力になっていると考えられるため、社会全体に向けて極端な「やせ体型への賞賛」を是正すべく、働きかけていく必要性が示唆された。

　第3章では、男女高校生を対象に、健康と運動に関する調査と身体の周囲径測定および身体組成測定を行い、青年期における運動環境と身体組成の関連性について検討した。その結果、体育・スポーツ関連学科の生徒は普通科の生徒より、男女とも身体および自己の健康への関心が高いことが認められた。運動経歴については、男子は中学生時代から、女子は小学生時代から運動環境が異なっており、その原因として幼少期におけるジェンダーバイアスが関係している可能性が示唆された。よって、幼少期から女子の運動を促進することが必要であり、そのためには性別にかかわらず活発な行動を積極的に認めていく考え方を啓発していくことが重要と考えられた。運動環境の差で比較したところ、運動環境が充実している方が、男子では全身で評価した場合、体脂肪率が低

く、除脂肪量が高くなる傾向が見られたが、有意差は認められなかった。しかし、分節で評価した場合には、四肢の筋肉量が有意に高いことが認められた。一方、女子では全身および分節での評価のいずれも体脂肪率が有意に低く、除脂肪量、筋肉量が有意に高いことが認められた。これらのことから、運動環境は身体組成に影響を及ぼすと考えられ、身体組成の変化をみる場合には、全身とともに分節の面からも評価する必要性が示唆された。

第4章では、成人女性を対象に、健康関連QOL尺度調査と体脂肪率の測定を行い、成人女性における健康と体脂肪率の関係について検討した。また、目標とすべき「健康体脂肪率」の提案も試みた。その結果、体脂肪率から身体の肥痩を判定する場合、分節的には体幹部の体脂肪率が大きな要因であることが示唆された。また、体脂肪率が正常範囲にある群は他の群より健康度が高く、とりわけ身体的な要因での健康度が高いことが認められ、その傾向は年齢の高い方がより顕著であった。さらに、体脂肪率が低すぎると精神的な健康度が低下し、体脂肪率が高すぎると身体的な健康度が低下する可能性が示唆された。そして、従来基準とされてきた標準体脂肪率に加え、新たな基準として設定を試みた成人女性がめざすべき「健康体脂肪率」は、21％前後であることが示唆された。

第5章では、さまざまな年齢層の人々の身体組成測定を行い、その測定値を全身と分節の双方から評価するための回帰式を求めることにより、身体組成の分節的標準値および分節的評価について検討した。その結果、全身と分節の体脂肪率は有意で強い相関があり、これらの回帰式の傾きの値は、男性では"上肢＜下肢＜体幹部"を示し、女性では"下肢＜上肢＜体幹部"を示した。また、これまで設定されていなかった、身体を分節的に評価する際の標準値を設定し、この値を活用することは、個々人の現状における身体組成の分節的評価と事後の運動指導に寄与しうると考えられ、効果的なダイエット教育をするための有益な方法の一つであることが示唆された。

第6章では、健康的でかつ効果的なダイエット方法として、科学的根拠に基づいた内容で、食事・運動・生活習慣をすべて含んだ項目を検討し、それらを

総合的に自己評価できる「自己採点式ダイエット」の開発・検証を行った。検証は、ダイエット行動に比較的高い関心を持った成人を対象に、「自己採点式ダイエット」と身体組成測定を実施して、その経過と効果を分析した。その結果、本方法のチェック項目として、食事・運動・生活習慣を総合的に網羅した10項目（小項目は15）が適当であり、これを組み合わせて実施することが有効と考えられた。また、本方法は、特許出願時に行われる先願調査で前例がなく、オリジナリティに優れたものであると考えられた。そして、ダイエット行動を評価する際に100点満点という具体的な数値で、簡便に自己評価できることから、実施者のモチベーションを高めるという有用性があり、継続性に優れる方法であると考えられた。さらに本方法は、基本的に食事量は減らさず、消費を促進することに重点をおいている点で、拒食症など深刻な摂食障害発生の危険が少なく、リバウンドを回避できる可能性が高い方法と考えられた。

「自己採点式ダイエット」実施前後の比較では、実施前と比べ、全身的な評価では体脂肪率・脂肪量が減少傾向であり、除脂肪量は増加傾向を示したが、いずれも有意差は認められなかった。しかし、分節的な評価では、体脂肪率は上肢および体幹部で減少の傾向を示し、上肢については有意差が認められた。また、脂肪量については四肢・体幹部のすべての部位で減少傾向を示し、除脂肪量と推定筋肉量については体幹部で有意に増加傾向を示した。以上の成績から、今回開発された「自己採点式ダイエット」法が、これまでにない独創性に優れたものであり、比較的簡便で自主的に実施できる効果的なダイエット行動とその自己評価方法として有効であることが示唆された。

以上より、本書では第2章および第3章で得られた知見を踏まえ、第4章から得られた健康体脂肪率を健康的ダイエットの目標値とし、第5章から算出された分節基準値と教育現場での活用法を有効活用し、第6章で効果が検証された具体的方法を実施していくことにより、健康的ダイエットが実現される可能性が高いと結論づけた。具体的には、まず青年期の女性が自己体型を実際よりも太っていると誤認識している場合が多く、危険な減量を防止する教育の必要性があることと、身体組成が日常の運動習慣によって影響され、その評価

には全身とともに分節の面からも評価する必要があることなどを踏まえておくこと。その上で、女性が「健康体脂肪率」と考えられる21%前後を目標とし、自分の身体組成を正しく評価するために、分節標準値を参照しながら身体のどの部位を重点的に刺激すべきかを認識させる指導を行うこと。さらに、日常生活上での効果的な行動の実例として、本書で開発された「自己採点式ダイエット」を提供することで、女性が健康を維持しながら効果的に実施できるダイエットプログラムの提供が実現され、人々のQOLの向上に資する可能性が高いと結論づけた。

第2節 本書の限界

　本書の成果を一般化するには、いくつかの限界が存在する。以下に本書の成果を一般化するにあたり、制限となる条件を記す。

1）定義による限界
　本書に記された研究を遂行する際に使用する用語の定義を明確にした。本書における結論は、この定義の範囲内で検討し、導き出したものである。

2）標本抽出に伴う限界
　本書に記された研究で用いた標本は、15歳から90歳までの女性のべ1,026名と15歳から81歳までの男性475名であった。これらの対象者は、全国規模で無作為に抽出された標本ではなく、大阪府を中心としたその近隣地域に在住する者が多かった。したがって、本書における研究の結果がすべてのヒトに当てはまるかどうかは明らかではない。

3）年齢・性別・検証の限界
　第6章に記された研究を遂行するにあたり、検証の対象となったのは49歳

から74歳までの成人女性5名であった。したがって、本書で開発された健康ダイエット支援法の検証は、この年齢・性別の範囲で一般化されるのが妥当と考えられ、この他の範囲において当てはまるかどうかは明らかではない。さらに、n＝5の小標本法による検証であることから、その精度については限界がある。

4）誤差修正の限界

　本書に記された研究は性質上、対象者の主観的判断による数値（質問紙の回答、自己採点の得点など）から検討する色合いが強く、その影響から生じる誤差を修正する上で限界がある。

第3節　今後の検討課題

　今回開発した「自己採点式ダイエット」が、健康的ダイエットとして有効な方法であることが検証されたが、評価方法が自己採点という主観的な尺度によるものであるため、客観的な検証はやや難があることは否めない。しかし、少しでも精度を高めようとすると、どうしても実施方法が複雑化し、実際に普及、実践することが困難になるという一面がある。したがって、今後この精度と実践のしやすさの両面を満たす方向で、継続的に研究していく必要があると考える。また、今回開発した健康体脂肪率の値、身体組成分節標準値、自己採点式ダイエット実施項目と配点の設定など、詳細については人々の生活様式の変容によって、それに見合うようなものに絶えず修正し、今後も検討していく必要がある。

参考文献

安部孝・福永哲夫(1995)日本人の体脂肪と筋肉分布.杏林書院,2-3.
足立久子(2006)Time Trade-off 法による糖尿病患者の健康状態の評価に関する臨床的研究 1-2.SF-36 を用いた糖尿病患者の HRQOL の評価―無病気群との比較.平成 15 年度―平成 17 年度科学研究費補助金(基盤研究(C) 一般 臨床看護学 課題番号 15592262)研究成果報告書:19-34.
秋山博介(2006)臨床に必要な社会福祉.弘文堂,4-5.
Andres R (1980) Effect of obesity on total mortality. Int. J. Obesity 4:381.
Andres R (1985) Mortality and obesity: the rationale for age-specific height-weight tables; in Andres R, Bierman EL, Hazzard WR (eds). Principles of Geriatric Medicine: 311-318.
浅野牧茂(1992)たばこの健康学.大修館書店,2-289.
浅野千恵(1998)女はなぜやせようとするのか.勁草書房,96-97.
コバート・ベイリー著・石河利寛監修・月刊トレーニングジャーナル編集部訳編(1990)フィット or ファット―やせる・ふとるの科学―.ブックハウス HD.
Connor-Greene PA (1988) Gender differences in body weight perception and weight-loss strategies of college students. Women Health, 14:27-42.
フォックス.エドワード著・朝比奈一男監訳・渡部和彦訳(1984)選手とコーチのためのスポーツ生理学.大修館書店,41-59, 149-158, 239-275.
藤井美和・浜野研三・大村英昭・窪寺俊之編者(2010)生命倫理における宗教とスピリチュアリティ.晃洋書房,17.
福原俊一・鈴鴨よしみ編(2008)SF-36 v2 日本語版マニュアル.NPO 健康医療評価研究機構:1-182.
細川義一朗(1985)思春期における貧血頻度とその発生要因について.思春期学,3:12-14.
Huenemann RL, Hampton MC, Shapiro LR and Behnke AR (1966) Adolescent foodpractices assosiate with obesity. Fed Proc, 25:4-10.
五十嵐久人・飯島純夫(2006)主観的健康感に影響を及ぼす生活習慣と健康関連要因.Yamanashi Nursing Journal. Vol.4 No.2:19-24.
井上知真子・丸谷宣子・大田美穂 他(1992)女子高校生及び短大生における細身スタイル志向と食物制限の実態について.栄養学雑誌,50:355-364.
伊藤公雄(2000)男性学入門.作品者,100.
神田晃,尾島俊之,柳川洋(2000)自覚的健康観の健康指標としての有効性.厚生の指標:47,

5:33-372.

Kaplan GA (1983) Perceived health and mortality: a nine-year follow-up of the human population laboratory cohort. American Journal of Epidemiology, 117, 3:292-304.

加藤秀樹 (1995) ドキュメント摂食障害. 時事通信社, 93-109.

加藤哲也 (1997) 一つしかない本当のダイエット. 主婦の友社, 10-175.

川上泰雄・小沢治夫・市之瀬慈歩・田中史子・福永哲夫 (1996) 学校運動部活動が子どもの身体的・体力的特性に及ぼす影響. 体育科学, 24:29-34.

河合清文 他 (1985) 思春期におけるヘモグロビン値の年齢的推移および性差. 思春期学, 3:5-11.

Keller B and Katch FI (1985) Validity of bioelectrical resistive impedance for estimation of body fat in lean males. Med Sci Sports Exerc, 17:272.

Keller B and Katch FI (1986) Validity of BIA to predict body fat in underfat, normal, and overfat males and females, and comparison to sex-specific fatfold equations. Med Sci Sports Exerc, 18:S17.

北川 拓 (2008) 現代社会福祉用語の基礎知識. 学文社, 158.

倉持亭子 (2003) 牛津信忠・星野政明・増田樹郎編著 社会福祉原論 第8章保険・医療とソーシャルワーク. 黎明書房, 234.

楠 智一・田中敬子・小西すず (2000) 女子学生と肥満・やせ. 肥満研究, 6:208-210.

Lukaski HC, Johnson PE, Bolonchuk WW, Lykken GI. (1985) Assessment of fat-free mass using bioelectrical impedance measurements of the human body. Am J Clin Nutr, 41:810-817.

Lukaski HC and Bolonchuk WW (1986) Validation of the bioelectrical impedance (BI) method to assess body composition in athletes. Med Sci Sports Exerc, 18:S16.

Lukaski HC (1987) Methods for the assessment of human body composition:traditional and new. Am J Clin Nutr, 46:537-556.

丸山康子・飯塚幸子・吉田敬一 (1991) 超音波法による日本人青年の皮下脂肪分布の性差. Ann. Physiol. Anthrop, 10:61-70.

松本義信・平川文江・小野章史・松枝秀二・守田哲朗・長尾光城・長尾憲樹 (2000) 身体活動に差がある女子大学生間の体組成および安静代謝量. 体力科学, 49:603-608.

松村祐子・佐藤安広 (2001) 超音波刺激の痩身効果への影響. 松下電工技報, 64-68.

松下由紀子・野田幸子・入江由希子・木村和弘・斉藤昌之 (2004) 褐色脂肪細胞に特異的な遺伝子の検索. 肥満研究, 10:213-214.

松浦賢長 (2000a) 女性雑誌におけるウエイトコントロールに関する広告・記事20年間の変遷. 母性衛生, 41:76-84.

松浦賢長 (2000b) 女子小学生のやせ指向に関する研究. 小児保健研究, 59:532-539.

目崎登 (1992) 運動性無月経. ブックハウス・エイチディ, 34-38.

三田禮造（2008）肥満を考える―Jamaicaの経験から―体力科学，57:1-6．
宮澤陽夫（2007）大澤俊彦監修 抗肥満食品・素材の開発と応用展開 第14章 カカオ豆成分の生理作用．CMC出版，198-206．
文部科学省スポーツ・青少年局（2001）平成12年度 体力・運動能力調査報告書，48
中塘二三生（1991）Bioelectrical Impedance法による日本成人女性の身体組成評価．大阪市立大学博士論文，1-147．
中塘二三生・田中喜代次・渡辺完児・前田如矢（1991）Bioelectrical impedance法による身体組成値の再現性と個人内変動．臨床スポーツ医学，8:57-63．
中塘二三生・田中喜代次・渡辺完児・三宅眞理・前田如矢（1992）成人女性の身体組成評価におけるBioelectrical Impedance法およびその交差妥当性．体力科学，41:467-476．
中塘二三生・城越幸一・中嶋輝雄・松田憲明・吉武信二（2003）女子長距離選手の長距離走記録に及ぼす身体組成の影響．大阪体育学研究，41:33-38．
中村秀雄・木田和幸・木村有子・三田禮造・西沢義子・齋藤久美子（1999）経年的にみた小学生の身体組成の変化．肥満研究，5:98-102．
中村正（2009）特定検診・保健指導とメタボリックシンドローム．肥満研究，15:114．
中村容一・田中喜代次・藪下典子・松尾知明・中田由夫・室武由香子（2008）健康関連QOLの維持・改善を目指した地域における健康づくりのあり方．体育学研究，Vol.53, No.1: 137-145．
中島梓（1991）コミュニケーション不全症候群．筑摩書房，133．
日本肥満学会編集委員会編（2001）肥満・肥満症の指導マニュアル〈第2版〉，5．
新畑茂充（1994）ストップ・ザ・オーバートレーニング．黎明書房，167-197．
大河原一憲・田中喜代次・中田由夫・李東俊・魏丞完・中塘二三生（2003）単周波数および多周波数BI法における身体組成評価の比較検討．体力科学，52:443-454．
岡戸順一・艾斌・巴山玉蓮 他（2003）主観的健康感が高齢者の生命予後に及ぼす影響．日本健康教育学会誌，11, 1:31-38．
岡崎強（1993）前田甲子郎監修 現代の高齢者問題と人間福祉 第1部第1章．中央法規出版，18．
大藏倫博（2006）肥満者の減量介入研究による知見．体力科学，55:114-114．
大野誠（1991）知的エリートのためのザ・ダイエットマニュアル．宇宙堂八木書店，43-45, 231-255．
大阪市立桜宮高等学校（2003）大阪市立桜宮高等学校学校案内．
Pena, M., Bacallao, J., Obesity and Poverty (2000) A New Public Health Challenge. PAHO Scientific Publications, 576.
Pinhas L, Toner BB, Ali A, et al (1999) The effects of the ideal of female beauty on mood and body satisfaction. Int J Eat Disord, 25 (2):223-226.

Press Release WHO/4612 June (1997) Obesity epidemic puts millions at risk from related Diereses.

Ritchie J (1988) Eating attitudes and behaviours of a sample of university students. N Z Med J, 101 (845):238-240.

レミングトン．D他著・波多野義郎監修・戎利光訳 (1987) 体重減量の理論．泰流社, 11-204.

斉藤昌之 (2003) エネルギー代謝調節機構—UCPを中心に．第124回日本医学会シンポジウム記録集 肥満の科学, 62-70.

Segal KR, Gutin B, Presta E, et al. (1985) Estimation of human body composition by electrical impedance method, a comparative study. J Appl Physiol, 58:1565-1571.

Segal K.R, Van Loan M., Fitzgerald P.L., Hodgdon, J.A. (1988) Lean body mass estimation by bioelectrical impedance analysis, a four-site cross-validation study. Am J Clin Nutr, 47:7-14..

住谷磬 (1997) 人間と福祉の理念と構想．人間福祉論集, 5:347-348, 350-354.

鈴木正成 (1988) スポーツの栄養・食事学．同文書院, 2-237.

鈴木正成 (1995) 心とからだのダイエット．毎日新聞社, 12-221.

鈴木正之 (1994) 間違いだらけのスポーツトレーニング．黎明書房, 188-192.

田畑泉編著・竹中晃二 他 (2008) メタボリックシンドローム解消ハンドブック．杏林書院, 2-3, 27-27.

瀧井幸男 (2007) 爪でわかるあなたの体質．R&D News Kansai Contents, 440, 1.

高木州一郎 (1991) 摂食障害の発症誘発因子と準備因子の検討．臨床精神医学, 20:319-327.

竹内一夫 他 (1987) 女子大学生の体格と減量意識・行動との関連．日本衛生学雑誌, 42:540.

田中喜代次・中塘二三生・羽間鋭雄・前田如矢 (1990) 身体組成評価におけるインピーダンス法の妥当性と客観性の検討．臨床スポーツ医学, 7:939-945.

田中喜代次・中塘二三生・大河原一憲・増尾善久 (2001) 生体電気インピーダンス (BI) 法の有用性と利用限界．バイオメカニクス研究, 15 (2):91-101.

丹野高三 (2008) 主観的健康感と生活習慣の関連について．岩手公衛誌, 19 (2): 28-38.

田多井吉之介 (1990) 酒と飲みものの健康学．大修館書店, 44-50, 208-214.

塚本宏, 田村誠 (1986) 死亡率からみた日本人の体格．明治生命・標準体重表．厚生の指標. 33 (2):3-14.

Tiggemann M and Pickering AS (1996) Role of television in adolescent women's body dissatisfaction and drive for thinness. Int J Eat Disord, 20 (2):199-203.

外山健二・小松啓子・岡村真理子・早川京子・志塚ふじ子・小松龍史 (2000) 体脂肪率が青年期女性の自己体型認識および体重調整意識に及ぼす影響．肥満研究, 6:63-67.

Turner SL, Hamilton H, Jacobs M, et al (1997) The influence of fashion magazines on the body image satisfaction on college women: an exploratory analysis. adolescence,

32 (127):603-614.

植村卓・後藤剛・河田照雄 (2007) 大澤俊彦監修 抗肥満食品・素材の開発と応用展開第3章 熱産生と抗肥満．CMC 出版，48.

漆原光徳 (1999) 体脂肪を燃やす大学ダイエット講義．二見書房，22-280.

薄井澄誉子・岡純・山川純・佐々木由美・樋口満 (2003) 閉経後中高年女性の基礎代謝量に及ぼす身体組成の影響．体力科学，52:189-198.

渡辺完児・中塘二三生・田中喜代次・金憲経・前田如矢 (1998) BI法および皮脂厚法による身体組成推定式の精度—生徒における身体組成の経年変化からみた検討—．体力科学，47:339-348.

WHO (2003) Obesity and overweight Global Strategy on Diet. Physical Activity and Health.

矢倉紀子・広江かおり・笠置綱清 (1993) 思春期周辺の若者のヤセ願望に関する研究（第一報）—ボディー・イメージと BMI，減量実行との関連性—．小児保健研究，52:521-524.

矢倉紀子・笠置綱清・南前恵子 (1996) 思春期周辺の若者の痩せ願望に関する研究—肥満意識と減量行動の実態—．看護展望，21:1266-1271.

山辺朗子 (2003) 住谷磐・田中博一・山辺朗子編著 人間福祉の思想と実践 序章．ミネルヴァ書房，3.

吉武信二・中塘二三生 (2003) 女子高校生の自己体型認識と体脂肪率の関係．大阪体育学研究，41:18-23.

吉武信二・中塘二三生・森脇哲郎 (2004) 青年期における運動環境と身体組成に関する研究—体育専門科と普通科に入学した高校生の比較から—．大阪体育学研究，42:15-24.

吉武信二 (2007) 成功する自己採点式ダイエット—健康科学の立場からリバウンドしないセーフティダイエットを実践する—．大学教育出版，2-143.

吉武信二・中塘二三生 (2009) ダイエット行動における自己評価法の検討—「自己採点式ダイエット」の開発—．大阪体育学研究，47:11-18.

Yoshitake S and Nakadomo F (2009) : Studies of the segments evaluation on human body composition—Setting and using Standard Value on Segments—: The Journal of Education and Health Science 55-1: 53-54.

吉武信二・中塘二三生 (2010) 成人女性における主観的健康感（健康関連 QOL 尺度 SF-36）と体脂肪率の関係．教育医学，55-3:227-233.

吉武信二・中塘二三生 (2010) 健康的なダイエット行動を推進する自己評価法の開発に関する試論．大阪体育学研究，48:73-84.

吉武信二 (2010) 女性の健康ダイエット支援法の開発—ダイエット行動評価・身体組成標準値・SF36の活用—．関西学院大学審査博士学位論文，1-129.

結城俊哉 (2003) 牛津信息・星野政明・増田樹郎編著 社会福祉原論 第8章保険・医療とソーシャルワーク．黎明書房，218, 222-223.

あとがき

　約20年間にわたり、大学の教育現場に関わってきた筆者は、学力の高いはずの大学生があまりにも非科学的で誤ったダイエットに取り組み、その結果心身の健康を損ねてしまう例が後を絶たないのを目の当たりにしてきた。教育者あるいは研究者という立場から、何とかこれを防ぐことはできないかと思い悩んだ末、健康的なダイエットに関連する講義科目や公開講座を開講し、学生だけでなく一般の方々に対しても啓発活動を行ってきた。しかし、そういった活動に取り組む中で、健康的なダイエットについての何らかの具体的なガイドラインを示すことが必要であると強く感じるようになり、研究活動の結果生まれたのが本書である。

　本書は、複数の研究をまとめた専門書である特性上、必然的に文章表現は論文調になり、一般の方々にはややわかりにくい点があることは否めない。しかし、より多くの人の役に立つ、すなわちより多くの人に活用してもらうことも本書の大きな目的であるため、一般の方々に対してもある程度内容を理解してもらえるような表現をできるだけ心がけた次第である。本書が少しでも人間福祉の充実に貢献し、多くの人々の健康と幸福に貢献しうることを心から願いたい。

　最後に、本書の基となる博士学位論文の指導を賜りました、関西学院大学大学院人間福祉研究科教授、中塘二三生先生、小西加保留先生、才村純先生、大阪体育大学大学院研究科長、伊藤章先生に、それぞれ深く感謝の意を表します。また、本書の出版にあたり、格別の配慮と御指導を賜りました大学教育出版の佐藤守氏に感謝いたします。

　ありがとうございました。

2011年5月

吉武　信二

■ 著者紹介

吉武　信二　（よしたけ　しんじ）

1965 年　大阪府生まれ
1988 年　筑波大学体育専門学群卒業
1990 年　筑波大学大学院修士課程体育研究科コーチ学専攻修了
1990 年　大阪女子大学 助手
1999 年　大阪女子大学 講師
2005 年　大阪府立大学 講師
2011 年　大阪府立大学 准教授

博士（人間福祉）

女性のための健康ダイエット支援法
―安全で効果的なダイエット方法を追求して―

2011 年 6 月 10 日　初版第 1 刷発行

■ 著　者 ── 吉武信二
■ 発行者 ── 佐藤　守
■ 発行所 ── 株式会社 大学教育出版
　　　　　　〒700-0953　岡山市南区西市 855-4
　　　　　　電話 (086) 244-1268　FAX (086) 246-0294
■ 印刷製本 ── サンコー印刷 ㈱

© Shinji Yoshitake 2011, Printed in Japan
検印省略　落丁・乱丁本はお取り替えいたします。
無断で本書の一部または全部を複写・複製することは禁じられています。
ISBN978-4-86429-075-3